PETITE BIBLIOTHÈQUE MÉDICALE

A 2 FR. LE VOLUME

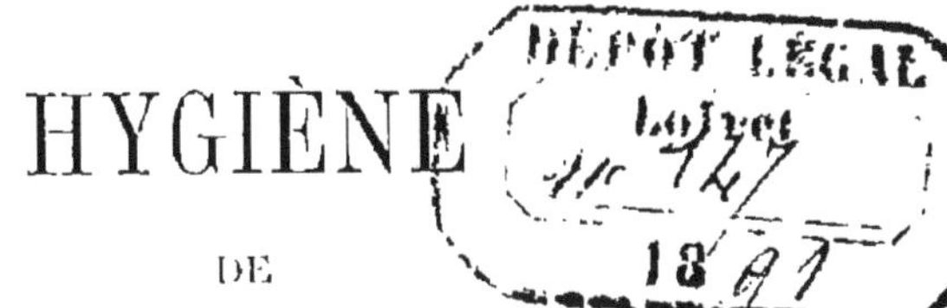

HYGIÈNE

DE

LA TOILETTE

PAR

Le Docteur **DEGOIX**

Rédacteur en chef du *Petit médecin des familles* et de l'*Hygiène pratique*
Vice-président de la Société de l'Hygiène de l'enfance
Membre du Conseil d'administration de la Société française d'hygiène
Membre de la Société de médecine pratique
Officier d'Académie.

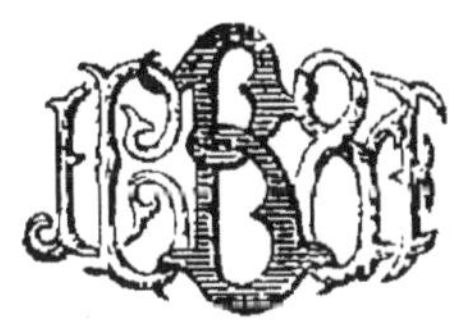

PARIS

LIBRAIRIE J.-B. BAILLIÈRE ET FILS

19, rue Hautefeuille, près le boulevard Saint-Germain

1891

PETITE BIBLIOTHÈQUE MÉDICALE

HYGIÈNE
DE LA TOILETTE

DU MÊME AUTEUR

Maladies et médicaments à la mode, 1891, 1 vol. in-16 de 170 p. (*Petite bibliothèque médicale*)........ .... 2 fr.

Hygiène de la table, 1892, 1 vol. in-16 de 160 p. (*Petite bibliothèque médicale*)........................... 2 fr.

PETITE BIBLIOTHÈQUE MÉDICALE

à **2** fr. le volume.

Les maisons d'habitation, leur construction et leur aménagement, selon les règles de l'hygiène, par W.-H. Corfield, 1 vol. in-16 de 160 p., avec 54 figures.................. 2 fr.

Hygiène de la vue, par le docteur A. Magne, 1 vol. in-16, avec figures.. .... 2 fr.

Les dents de nos enfants, conseils aux mères de famille, par le docteur Bramsen, 1 vol. in-16, avec 50 figures...... 2 fr.

Guide de la garde-malade, par le docteur Monteuuis, 1 vol. in-16 avec figures.................................. 2 fr.

Les enfants aux bains de mer, par le docteur Monteuuis, 1 vol. in-16 avec figures................................ 2 fr.

Manuel de l'herboriste, comprenant la culture, la conservation et les propriétés médicinales des plantes du commerce, par le docteur Reclu, 1 vol. in-16, avec 52 figures......... 2 fr.

La margarine et le beurre artificiel, par Girard, directeur du Laboratoire municipal de la préfecture de police et J. de Brevans, 1 vol. in-16 de 172 pages avec figures........ 2 fr.

Les boissons hygiéniques, par le docteur Zaborowski, 1 vol. in-16, avec 24 figures..................................... 2 fr.

Mémoires d'un estomac, par le docteur Gros, 4e *édition*, 1 vol. in-16, de 186 pages............................... .. 2 fr.

Le lait et le régime lacté, par le docteur Gaston Malapert du Peux, 1 vol. in-16, de 160 pages avec figures...... 2 fr.

La pratique du massage, par le docteur Murrell, Introduction par le docteur Dujardin-Beaumetz, membre de l'Académie de médecine, 1 vol. in-16, avec figures................. 2 fr.

Manuel du pédicure ou l'art de soigner les pieds, par Galopeau, 1 vol. in-16, avec 28 figures .... 2 fr.

La pratique de la chirurgie d'urgence, par le docteur Corre, 1 vol. in-18 de VIII-216 pages, avec 51 figures... 2 fr.

La Goutte, moyens de s'en préserver et de s'en guérir, par G. Weber, 1 vol. in-16.............................. 2 fr.

HYGIÈNE

DE

LA TOILETTE

PAR

Le Docteur DEGOIX

Rédacteur en chef du *Petit médecin des familles* et de l'*Hygiène pratique*
Vice-président de la Société de l'Hygiène de l'enfance
Membre du Conseil d'administration de la Société française d'hygiène
Membre de la Société de médecine pratique
Officier d'Académie.

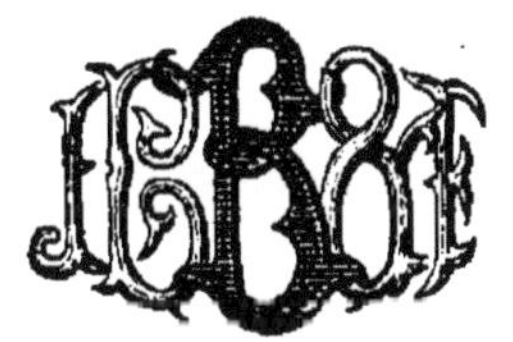

PARIS

LIBRAIRIE J.-B. BAILLIÈRE ET FILS

19, rue Hautefeuille, près le boulevard Saint-Germain

1891

PRÉFACE

Nous soumettons au public un nouveau travail qui, nous l'espérons, trouvera chez lui la faveur qu'il a bien voulu accorder à notre premier volume consacré aux « *Maladies et médicaments à la mode* ».

Entrant, pour ainsi dire, plus intimement ou si l'on veut, plus familièrement dans la voie que nous nous sommes proposé de suivre, nous avons cette fois abordé des questions d'un autre ordre, différentes sans doute, de celles que nous avons traitées, mais qui ne laissent pas que d'avoir une importance toute spéciale.

Dans une première partie nous nous occupons de la *Peau* et des soins qu'elle exige. Nous n'avons pas cru devoir reculer devant les détails les plus mesquins, convaincu que rien de ce qui concerne notre organisme ne doit rester étranger à l'hygiéniste.

Et comme, moins favorisés sous ce rapport que les animaux dont la Providence, s'est faite la maternelle habilleuse, nous ne marchons pas tout nus, il nous a fallu nous occuper du *vêtement*. Ah ! c'était là, convenons-en, une grave question, une question bien controversée, que nous nous sommes permis de juger au point de vue du plus simple bon sens et de l'hygiène la plus étroite. Nous avons tenu à indiquer nettement et sobrement ce qui, dans cet ordre d'idées, nous semblait bon, pratique, indispensable. Les longues consultations, en médecine comme en beaucoup de choses, ne sont pas toujours les meilleures.

L'homme trop exigeant, ne se contente pas de se

vêtir et de soigner son épiderme ; il lui faut encore ces dangereux superflus, les *Parfums* et la *parure*. Ici, nous avouons que notre embarras s'est plus formellement accusé. Nous nous occupions, en somme, de questions qui ne nous sont pas sympathiques. Mais quoi ? ne faut-il pas hurler avec les loups sous peine d'être dévoré par eux ? Est-ce nous qui avons commencé ?

Pour ce qui est de la parure, n'est-elle pas née avec la première femme ? Les hommes eux-mêmes (naturellement) n'y sont point indifférents, et nous avons compté, comme il convenait, avec des goûts que nous n'approuvons qu'à moitié. Sans concessions mutuelles, que deviendrions-nous, ô Esclavage !

Après l'escargot, la coquille ; après l'homme, la *maison*. Rien de plus logique. Il y a maisons et maisons, comme il y a fagots et fagots. Hélas ! et dût-on nous trouver quelque peu pessimiste, c'est là un sujet que nous n'avons pu traiter sans une certaine amertume. Rien de ce qui est autour de nous ne répond à ce que nous rêvons, non seulement au point de vue de l'hygiène (on voit que nous y revenons souvent), mais encore au point de vue de la plus vulgaire commodité, du *confort*, comme disent nos voisins d'Outre-Manche. Nous avons donné nos idées, puissent-elles être adoptées et suivies.

Nous ne sommes pas parfaits, nous ne le savons que trop, mais encore est-il que nous ne perdrions rien à ne pas nous croire encore plus perfectibles.

Dr DEGOIX.

15 mai 1891.

HYGIÈNE DE LA TOILETTE

INTRODUCTION

L'HYGIÈNE ET LA MODE.

Deux éléments ou plutôt deux forces se trouvent en présence depuis que le monde est monde. Faites pour s'entendre, pour s'unir indissolublement, pour vivre côte à côte et ne jamais agir séparément, elles semblent mettre un malin plaisir à défier toute logique, à contrarier tout bon sens, à nous exaspérer, en un mot, par leurs continuelles discordes et leurs inexplicables brouilles. Nous voulons parler, ne l'a-t-on pas déjà déviné, de *l'Hygiène et de la Mode*.

L'une toujours méconnue, l'autre mourant tous les jours pour reparaître le lendemain, narguant sa rivale, immortelle comme la fragilité, l'inconséquence, la vanité et la bêtise humaine.

« Ceci tuera cela » disait le grand poète de la *Légende des siècles*.

Ceci qui est la Mode tuera, ou du moins est en train de tuer *cela* qui est l'Hygiène, et ce n'est pas sans une douloureuse surprise, sans une indignation profonde, sans une révolte de tous les instants que nous assistons à ce duel inique, discourtois, formidable, où l'enjeu n'est autre que la suprême condition vitale de l'Humanité.

Nous n'avons jamais laissé passer une occasion d'intervenir personnellement dans le débat ; non pas que nous ayons la prétention d'y porter les coups les plus forts, les plus décisifs comme nous le voudrions, mais nous avons la naïveté de croire que dans une lutte de cette importance aucune force n'est à négliger, aucune bonne volonté n'est à repousser. Ne savons-nous donc pas que les termites viennent à bout des plus grands vaisseaux ?

Malheureusement il en sera toujours dans les rapports de la *Mode* et de l'*Hygiène* comme il en est dans nos repas et dans les ordinaires accoutumances de notre vie, du superflu que nous préférons, et nous en avons bien peur, que nous préférerons toujours au nécessaire.

Il est bien convenu, n'est-ce pas, que le tabac et les alcools sont nuisibles. Empêchez donc un *gentleman*, c'est-à-dire quelqu'un qui se pique de savoir vivre, de couronner un repas copieux, trop copieux même, par des *régalias* exquis ou des *fines* directement empruntées aux célèbres caves de Cognac. C'est la mode qui le veut. L'Hygiène, sans s'y opposer dans une certaine mesure, exigerait pourtant moins de victuailles, et pas du tout d'alcool ou de tabac. La Mode triomphera et l'Hygiène n'en peut mais.

Nous autres hommes, bien que nous soyons quelque peu les esclaves de la mode, nous pouvons avec un peu d'énergie et d'originalité nous en affranchir quand nous le voudrons ; mais l'odieuse despote sait qu'elle a pour elle toutes les femmes, et nous, ne faisons-nous pas à peu près tout ce que nos femmes ou désirent ou exigent que nous fassions ? Où la femme règne, la Mode règne avec elle.

L'Hygiène proscrit les apéritifs, l'absinthe, le vermouth, et toutes ces boissons sans nom qui se disputent la destruction de nos estomacs. La Mode ou, si l'on aime mieux, la Fantaisie qui nous mène et nous mènera longtemps, nous conseille sournoisement d'abuser de ces condiments désastreux.

Ce qu'il y a de plus amusant, si quelque chose dans un pareil sujet pouvait être amusant, c'est l'illogisme monstrueux auquel nous nous asservissons sans que rien puisse justifier ce que nous pourrions appeler avec l'ami de Michel Montaigne « *La Servitude volontaire.* »

Demandez à telle femme ou à tel homme pourquoi, de gaité de cœur, il se soumet à des tortures d'habillement ou de coutumes qui sont en contradiction directe avec les principes les plus élémentaires de l'Hygiène ?

L'interpellé ou l'interpellée ne manquera pas de vous répondre avec un significatif haussement d'épaule, à l'adresse de votre ignorance : — Mais, mon pauvre ami, vous ne suivez donc pas la Mode ?

La mode ! hé, parbleu, si, nous la suivons quand elle est inoffensive ; lorsque l'Hygiène, celle que nous préconisons depuis si longtemps et défendons de notre plus belle encre, n'est pas compromise par les débordements de cette infernale Mode ; mais nous avouons sans difficulté que notre répugnance dépasse tout ce que l'on peut s'imaginer lorsqu'elle tente de mettre sa griffe sur nous et de nous imposer ses volontés.

Et la Mode meurtrière du jour, la connaissez-vous ?

Nous avions déjà le corset, les cheveux teints, etc. etc.

Aujourd'hui c'est la robe décolletée en hiver, le col montant en été, la jupe courte pour les enfants quand il fait froid, la jupe longue pendant les chaleurs, c'est le soulier pointu, c'est... le caprice d'un moment délaissé demain ; c'est pis encore si nous nous sentions le courage d'insister.

Et l'Hygiène ?

Un moraliste latin avait dit et écrit bien longtemps avant nous :

Video meliora, proboque, deteriora sequor.

Oui, nous avons la juste perception de ce qui est bien, mais par nous ne savons quel instinct dépravé, c'est le mal qui nous attire... et nous retient.

I

LES SOINS DE LA PEAU

I. — LES ABLUTIONS.

La première vertu de toute personne qui se respecte, à quelque sexe qu'elle appartienne, est la propreté. C'est pour ainsi dire la caractéristique d'un individu, par cette raison que l'extérieur est la révélation infaillible de « l'intérieur ». On peut conjecturer qu'un homme qui ne prend pas toutes les mesures de propreté que lui indiquent l'hygiène ou la décence, est affligé de quelque tare physique ou morale.

On peut dire sans que notre amour-propre national en soit autrement froissé, que nous sommes, pour tout ce qui concerne les soins de la plus élémentaire hygiène, de beaucoup en retard sur notre voisine l'Angleterre, patrie des chairs roses et fraîches et des blondes *misses* de Keepseake.

Mahomet ne cessait de reccommander à ses disciples d'incessantes ablutions, et les voyageurs racontent que les enfants des Indiens, à peine nés, vont presque tout seuls à l'eau, ainsi que les canards. Nous en croyons sur parole MM. les voyageurs, voire ceux qui reviennent de loin.

Loin de nous être antipathique, l'usage de l'eau, et nous l'avons dit maintes fois, nous semble le *reconstituant* le plus énergique, le plus efficace que nous puissions recommander.

Malheureusement il ne suffit pas.

La peau a des exigences avec lesquelles il faut compter et que nous ne devons même pas lui marchander. Ce tissu qui, au premier aspect, nous semble si uni, n'en est pas moins criblé d'une multitude *infinitésimale* de petits points, ou, pour être plus exact, de petits trous qui ne sont autre chose que les véhicules indispensables de la respiration ou de la transpiration ou de l'exsudation poreuses. Les sécrétions plus ou moins abondantes amènent à la surface de la peau un enduit que l'eau seule ne pourrait toujours pas parvenir à enlever.

II. — LES BAINS.

Lorsque la saison est favorable aux baigneurs, les établissements depuis les plus luxueux jusqu'aux bains *à quat' sous* regorgent de monde.

Je vous vois sourire et vous entends demander quel bain l'on peut prendre pour cette modique somme ; vous qui envisagez le bain au point de vue de l'hygiène, vous comprenez mal comment l'on peut se plonger dans ces grenouillères.

Eh bien ! en attendant que l'argent dépensé inutilement soit employé à rendre plus confortables ces modestes établissements, la propreté moderne étant devenue une nécessité, nous aimons quand même ce bain *à quat' sous* où le pauvre peut aller se plonger, fort de cet axiôme :

« Qu'il vaut mieux se mal laver que ne pas se laver du tout ».

Ce que nous préconisons ici, et nous ne saurions trop insister, c'est le *bain froid*.

A tous les points de vue, surtout à l'époque où nous vivons, il est indispensable. Je ne suis certes pas le premier à dire que la propreté n'est pas la dernière de toutes les vertus, s'il y a encore ici-bas quelque vertu qui ne nous ait pas trouvés trop... décadents pour rester parmi nous. Elle doit être de tous les instants. Vivre dans l'eau ! Le peuple se sert souvent de cette expression, et elle est beaucoup plus juste qu'il ne le croit.

Il est entendu que l'eau nettoie la peau, favorise par le ramollissement l'expulsion de l'épiderme qu'elle rajeunit, et de plus, agit efficacement sur le système nerveux et la circulation du sang. Par le bain froid, la température du corps est diminuée et la sueur rendue moins abondante. L'excitation produite sur le système nerveux se traduit à la sortie du bain par un rafraîchissement intellectuel.

C'est grâce à l'usage fréquent des bains froids que le corps s'aguerrit contre les changements de températures et que diminue la susceptibilité à contracter des affections catarrhales comme les bronchites, rhumatismes, pleurésies, etc.

Après le bain, l'absorption, l'assimilation des éléments nutritifs se trouvent augmentées.

Enfin l'exercice de la natation favorise encore

les bons résultats qu'on est en droit d'attendre des bains froids.

Il n'est pas nécessaire de savoir nager pour prendre des bains ; mais la natation n'est pas un exercice méprisable. Elle sert d'abord à se sauver soi-même, quand on est tombé dans quelque trou imprévu ; elle sert aussi à sauver son semblable. Tout le monde n'a pas de terre-neuve à sa disposition.

Ici se place un mot qui me fit jadis beaucoup rire.

Deux amis causent et la conversation tombe sur l'art natatoire.

— Et vous? demande l'un, savez-vous nager ?

— Moi! mon ami, tenez, tout récemment encore, j'ai sauvé un chien de Terre-neuve qui allait se noyer.

Comme les pêcheurs, comme les chasseurs, les nageurs sont hâbleurs. Pourquoi leur reprocher cette inoffensive satisfaction.

Mais revenons à des propos plus graves.

Les bains dont nous esquissons l'historique pour nous faire expier à nous-même un manque de gravité qui n'est pas dans nos habitudes, remontent à la plus haute antiquité.

L'eau s'est toujours trouvée intimement mêlée à notre existence. C'en est même devenu une condition essentielle. Des gens qui ne rient jamais affirment que notre origine se perd dans la nuit des vases et des Océans préhistoriques. Nos cellules jouaient à l'infusoire, et nous ne sommes devenus des hommes qu'après avoir été d'informes et très laids têtards longtemps emprisonnés dans les flaques d'eau natales. C'est une légende comme une autre, comme celle d'Attila, de César. De cette première éducation (le mot est risqué) nous est peut-être resté l'horreur de l'eau comme boisson, puisqu'il paraît qu'autrefois nous en avons abusé, et un certain goût pour le sel, que nous mettons plus souvent dans notre soupe que dans notre conversation,

A Rome, on se baignait avec frénésie [1] ;

Les Indiens qui ont la bonne fortune d'habiter les bords du Gange s'y dirigent tout naturellement dès qu'ils sont éclos à la vie. On prétend même que c'est par affection pour les caïmans, dont ils sont un des mets préférés.

En Italie, on ne se lave guère que quand il pleut, et il ne pleut presque jamais.

D'autres pays, à cet égard, ont aussi leurs coutumes balnéaires, qui nous entraîneraient trop loin si nous voulions seulement les noter.

L'utilité, que dis-je, l'indispensabilité du bain froid n'a plus besoin d'être démontrée.

Terminons par quelques préceptes médicaux bien sages qui sont d'ailleurs dans la mémoire de tout le monde.

Ne jamais se jeter à l'eau quand on est en sueur. Entendons-nous bien, cependant. Certaines personnes encore toutes baignées de sueur entrent graduellement dans l'eau. Le procédé est funeste. Ou ne pas y rentrer du tout ou alors s'y jeter tout d'une pièce.

Beaucoup de matamores (il y en a partout) pour

(1) Voyez Dupont, *Médecine et mœurs de l'Ancienne Rome.*

narguer la tradition, font un copieux repas avant d'aller au bain froid. Ce sera merveille s'ils en réchappent.

D'autres mangent dans l'eau. C'est moins dangereux. Dans certaines colonies anglaises ces repas, le corps à demi plongé dans un cours d'eau, sont très fréquents.

Ceux qui nagent feront bien d'user modérément de cet exercice. Le bain ne doit pas devenir une fatigue, sans quoi il perd tout le bien que l'on en pourrait retirer.

Ne pas séjourner plus de trois quarts d'heure, dans l'eau froide.

Et c'est dans ces conditions que le prochain bain que vous allez prendre sera tonique, fortifiant, rafraîchissant et régénérateur.

En sortant du bain, il faut éviter tout refroidissement, et pour cela vêtir rapidement et échauffer la peau.

Serviettes éponge, peignoirs éponge, essuie-mains éponge, tels sont les cris dont la mode actuelle nous abasourdit les oreilles. Mieux vaudrait, certes, pour tout le corps, se servir des éponges naturelles telles que nous les fournit l'Océan, après toutefois d'indispensables modifications. Sans trop insister sur les inconvénients de la serviette-éponge, inconvénients dont le moindre est d'absorber l'eau avec trop de rapidité et preque sans friction, nous conseillerons les vieilles serviettes de toile, celles dont se servaient nos aïeux quand ils se débarbouillaient, et qui font sur la peau, comme l'office d'un gant de crin, La serviette-éponge..., éponge, et la serviette de toile nettoie.

Malgré tous les avantages qu'elle présente, la coutume de prendre des bains froids est si peu répandue chez nous, qu'à Paris, où l'on semble faire de si lourds sacrifices à l'hygiène, c'est à peine si les piscines font leurs frais. Il est vrai d'ajouter qu'elles ne sont pas à la portée de toutes les bourses.

Il y a lieu, nous semble-t-il de chercher les moyens pratiques de réaliser cette utopie, ce qui nous permettra de changer le cri de : « Tout à l'égout ! » qui n'est rien moins que distingué, par cet autre : « Tout le monde à l'eau ! » qui aura du moins le mérite d'être plus propre.

Quant aux bains de mer il en est autrement : le séjour même de peu de jours sur le bord de la mer pouvant avoir des conséquences fâcheuses chez certains individus, une saison de bains ne doit jamais être commencée sans avoir pris conseil d'un médecin compétent.

Avec l'avis favorable de celui-ci, vous voilà, chère lectrice, partie avec vos enfants pour la plage de votre choix, et comme vous comprenez bien que prendre un bain de mer est toujours chose sérieuse, vous désirez savoir comment vous prendrez ce bain.

Quelques médecins commencent un traitement maritime par une série de bains chauds dont ils diminuent la durée et la température pour arriver à l'eau froide. Je n'approuve pas cette méthode, le bain chaud amenant une congestion de la peau qu'il rend beaucoup plus sensible à la température extérieure. Aussi n'est-il pas rare de voir des personnes procédant ainsi par le bain chaud se hâter, après le premier bain, de quitter les bords de la mer s'imaginant que ce séjour ne leur convient pas.

Le bain froid aguerrit au contraire contre les variations de la température.

Chez les enfants le bain de mer ne peut être de quelque utilité que s'ils ont atteint l'âge de 6 à 7 ans, c'est-à-dire lorsqu'ils ont commencé la seconde dentition ; mieux vaudrait que cette seconde dentition fût achevée. Mais généralement l'air marin, tonique et reconstituant, suffit dans la première et la seconde enfance.

Vous n'aurez d'ailleurs qu'à vous soumettre aux prescriptions de votre médecin sans l'avis duquel, nous le répétons, vous ne devrez pas vous rendre à la mer.

III. — LES YEUX

Je ne voudrais cependant pas répéter une banalité en disant que les yeux sont le miroir ou mieux encore et plus pittoresquement les fenêtres de l'âme. Comme miroir, ce ne serait que trop souvent hélas ! le miroir aux alouettes. Car il faut bien le dire : Ces yeux d'une profondeur insondable et d'une limpidité absolument grisante usent, pour vous tromper, d'une redoutable adresse et le regard, flèche barbelée, manque rarement le but qu'il s'est proposé d'atteindre.

Ceux qui ont voyagé dans les interminables plaines d'Amérique, voire dans certaines parties marécageuses de la France, ont peut-être rencontré sur leur chemin de longs et larges espaces de terrains couverts d'une végétation verdoyante émaillée de fleurettes multicolores. De loin on dirait de vastes prairies dont la fraîcheur attire et fascine. Malheur à l'imprudent qui mettrait le pied sur ce sol en apparence privilégié. L'herbe et les fleurettes ne sont qu'une décevante illusion d'optique, car, sous ce tapis si richement brodé, dort sournoisement une eau profonde et froide qui guette sa victime et ne la rend jamais.

Ainsi des yeux.

Nous reculons pourtant devant une généralisation trop absolue. Il est des yeux dont l'ingénuité ne ment pas, des yeux d'azur qui sont un véritable ciel en fête au lieu de portes hypocritement ouvertes sur un enfer imprévu.

Certes la suprême expression de la physionomie est fournie par les yeux (1).

Les natures naïves et primesautières,les gens qui sentent ardemment et qui n'ont jamais su comme ce vieux troupier de Burrhus « farder la vérité »; tous ceux enfin chez qui les impressions sont vives et irraisonnées, sont trahis par ces mêmes yeux qui font leur charme et parfois leur désespoir.

Avez-vous parfois remarqué des yeux mornes, d'une fixité inquiétante, blancs pour ainsi dire,d'où la vie semble s'être retirée, lanterne qui n'a jamais été éclairée? Défiez-vous de cette atonie qui n'est qu'apparente. Observez l'homme qui a su se composer ce regard qui n'est plus un regard mais une

(1) Voyez Schack, *la Physionomie chez l'homme et chez les animaux*. Paris, 1887.

effrayante ouverture sur un monde d'autant plus redoutable qu'il est inconnu. Chez lui désormais, puisqu'il a soufflé sur le seul fanal qui pût guider l'investigation, pas un geste, pas un coup d'œil, pas un rapide battement de paupières, à moins que l'émotion ne soit trop violente et ne dérange des prévisions depuis longtemps établies comme des batteries de siège, ne viendra trahir ce qui se passe au fond de son être si plein de duplicité. Voyez comme la lutte sera inégale entre la pauvre créature qui n'a pas appris à commander à ses mouvements et ce fauve embusqué, sûr de lui, et qui aiguise ses griffes derrière sa terrible impénétrabilité. Voilà pourquoi les sphynx nous ont toujours trompés.

Ainsi donc, cher lecteur, tenez-vous sur vos gardes et si vous tenez à ne pas vous trahir, sachez selon les personnes que vous honorez de votre conversation, vous faire un visage et surtout des regards spéciaux. Si l'exubérance de votre nature vous porte à l'emballement, apprenez à vous maîtriser.

Je n'ai pas du tout laissé entendre que les gens dont les yeux sont très expressifs ne sachent pas mentir. Non, c'est un instrument dont savent parfaitement jouer les traîtres et les vulgaires amoureux. Mais qu'importe, si vous avez l'âme élevée et le jugement sain, vous *sentez* l'imposture tapie derrière ce globe changeant, et si vous n'êtes pas trop pressé, rien ne vous empêche d'attendre une occasion pour faire plus ample connaissance avec le personnage.

Comme soins généraux pour les yeux, nous indiquerons les lavages assidus et journaliers, ou plutôt un tamponnage à l'eau de rose.

Nous conseillerons aussi, et ceci est élémentaire, d'éviter les lumières trop vives et les jours crus, les oppositions de lumière qui *brouillent* la vue et les courants d'air qui provoquent de pénibles inflammations

A ceux que les besoins de leur profession condamnent aux désagréments que nous venons d'énoncer (1), nous prescrirons un lavage matinal et quotidien à l'eau boriquée tiède avec une solution à 3 0/0.

Et si vous sentez quelque affaiblissement dans votre vue, laissez-nous vous redire encore, ô lecteur, et à vous surtout, ô charmante lectrice, soignez vos yeux !

IV. — **LES OREILLES.**

Les oreilles, siège d'un sens qui n'est pas un des moindres que nous ayons à conserver, demandent, quant à leur partie intérieure, des soins spéciaux et très délicats.

Le *cérumen*, ou, si l'on veut, la matière sébacée qui s'accumule sans relâche dans ce correspondant si actif du cerveau peut produire des obstructions très nuisibles, et par là même des lésions dont le pansement est extrêmement difficile.

Il suffit, pour parer à toutes ces possibilités, de se nettoyer tous les matins, à l'aide d'une petite éponge, le fond de l'oreille. A cet effet, on emploiera l'eau de Cologne qui a cette qualité de dissoudre plus rapidement les corps gras.

Comme on voit, rien de plus simple.

(1) Voyez Galezowski et Kopf, *Hygiène de la vue*. Paris 1888.

V. — LE NEZ

Sonnez, cloches ! cloches sonnez !
Le pauvre diable dans son nez
Entend carillonner les rhumes.
. . . .

C'est en nous promenant le soir, la veille de Noël sur les boulevards parisiens que ces vers du poète Jean Richepin, brodés d'une splendide musique par le muscicien Fragerolle, nous vinrent soudain chanter dans la mémoire. Jamais occasion plus belle ne se présentait de *faire*, comme l'on dit, de la philanthropie. Et pourtant nous devons avouer que nous sommes injuste pour S. M. le Dégel qui commençait ce soir-là même, et devait achever son œuvre de liquéfaction, au détriment de ces pauvres que nous mettons en scène et pour lesquels on avait préparé une fête mémorable. Et tout s'en est allé à vau-l'eau. Les nez eux-mêmes s'en ressentent, car, au moment où nous écrivons ces lignes, ils sont presque intarissables. On n'entend plus que tousser, on n'entend plus qu'éternuer ; formidable concerto que de discrets « Dieu vous bénisse ! » saluent avec une certaine et significative pudeur. O envahissement du matérialisme ! O politesse exquise de nos aïeux !

Baste, la philosophie n'est pas à proprement parler l'affaire du médecin... c'est plutôt celle du malade. Comme dit quelque part un de ces farceurs à froid auxquels les journaux donnent tour à tour les noms de M. de Calino ou de M. Guibollard : « si nous avons un nez, c'est pour éternuer. » Cette remarque digne de la Palisse a les apparences trompeuses d'une vérité, mais elle n'est rien moins que la vérité. Croyez, s'il vous plaît, que le nez, le vôtre et le mien, cher lecteur, a une toute autre destination. C'est d'abord une voie respiratoire de premier ordre et, jusqu'ici, que nous sachions, cette place ne lui a pas encore été disputée, la bouche occupant le deuxième rang dans ces fonctions essentiellement vitales.

Nous ne voulons pas plus longtemps nous étendre sur le nez comme appareil respiratoire. Ceux de nos lecteurs auxquels cet appendice, qui s'est si docilement prêté à tant de faciles plaisanteries, a rendu des services inappréciables, nous comprendront.

On a bien encore la respiration cutanée, mais il est plus que probable qu'elle ne suffirait pas.

Le nez exigera donc des attentions toutes spéciales dont les principales seront la continuelle propreté. Les fosses nasales sont très délicates, et comme on sait, terriblement secrétives. Il faut veiller à ce que le mucus ne s'amasse pas.

Eviter autant que possible de priser, ce qui est peu décent.

Les rois, jadis, quand ils voulaient donner à un de leurs sujets un témoignage d'estime et de sympathie, leur faisaient cadeau d'une tabatière enrichie de diamants.

Les plus sages en ornaient leurs cheminées, ou précieusement les conservaient dans des armoires *ad hoc*. Quelques monomanes en ont fait des collections assez pittoresques.

Quant à y enfouir du tabac, pour de là se le fourrer dans le nez, voilà ce que nous ne comprenons guère. La poudre sternutatoire si *prisée* de nos aïeux et si en vogue aujourd'hui a toute notre désapprobation. Au point de vue hygiénique, elle ne signifie absolument rien ; au point de vue où nous nous plaçons, c'est-à-dire de la propreté, elle devrait être sévèrement exclue de toute compagnie qui se respecte.

Pratiquez, à la moindre gêne respiratoire, des lavages selon la formule que vous donnera le médecin.

Approchez vos doigts de votre nez le moins qu'il vous sera possible.

En un mot, le nez a son hygiène très exigeante, et nous ne saurions trop vous engager à le tenir toujours propre et libre. Redoutez la poussière !

Pourquoi ne pas le dire ? C'est un peu et même beaucoup une question de mouchoirs.

Notons en passant cette humoristique réflexion de notre très aimable confrère et ami, le Dr E. Monin, qu'il faut, autant que possible, éviter de se moucher toujours de la même main, sous peine de voir le nez se tourner à droite ou à gauche, selon le bras que l'on fait agir.

Cette observation très judicieuse provient sans doute d'une sérieuse étude faite sur les manchots.

Mais revenons à nos mou... choirs. Nous ne parlons pas du fameux mouchoir naturel avec lequel certain mari avait pris l'habitude de battre sa femme (tout le monde connaît l'historiette) mais bien de ces carrés versicolores et de dimensions variables qui nous servent pour ce que l'on sait.

Nous proscrirons énergiquement le coton pour ne laisser subsister que le fil. Est-ce entendu?

Que si un poil abondant tapissait vos narines, ce qui peut arriver à tout le monde, ce qui en outre est aussi gênant que disgracieux, vous vous rendrez service en le conservant. Cette encombrante toison a sa raison d'être. Supprimez-là et vous avez à craindre un érysipèle local. D'ailleurs pour toutes les affections du nez, on aura très justement recours au médecin. Et Dieu sait si cet important organe est soumis, étant donné son usage multiple, à d'aussi multiples épreuves (1).

Ne perdons pas non plus de vue que le nez est un ornement indiscutable.

On pourrait à peu près dire des nez ce que l'on dit des feuilles d'arbre, qu'elles ne se ressemblent pas entre elles. Il est difficile, comme forme et comme coloration, comme longueur et comme largeur, de trouver deux nez similaires.

Les jolis nez sont bien rares.

Encore une fois, soignons les nez.

VI. — LES LÈVRES.

O lèvres vermeilles où, dans l'incarnat et le vermillon, les dents, grains de riz sertis dans des gen-

(1) Voyez Lennox Browne, *Traité des maladies du larynx, du pharynx et des fosses nasales* trad. par le Dr Aigre. Paris, 1891.

cives roses, font des lueurs humides, blanches et nacrées; ô lèvres, coupe qui plus sûrement que le vin et les vulgaires liqueurs, versent la chaude ivresse où le cœur palpite et se grise comme une abeille au sein d'une fleur; lèvres tant chantées par les poètes, c'est un médecin profane qui se propose aujourd'hui de parler de vous. Et, pour ne pas trop rester au-dessous de nos confrères de la plume, nous qui sommes plus habitué au bistouri, nous dirons de vous que vous êtes de toutes les fleurs, les fleurs les plus délicates. Comme vos sœurs, aux couleurs si vives, la moindre brise qui passe, le moindre vent qui frissonne, au-dessus de vous, ternit quelque chose de vos exquises couleurs, sensitives si vite éprouvées, si impressionnables!

Les lèvres sont comme une éclatante parure du visage, et, avec les yeux, elles lui donnent une physionomie très caractéristique. Aussi n'a-t-on pas manqué de les étudier à fond, avec acharnement et d'en tirer des conclusions qui ne manquent pas de justesse (1).

Leur délicatesse, comme nous l'avons dit, leur flexibilité, le tissu qui les compose et qui n'est soutenu par aucun os, par aucun cartilage, les rend très variables dans leur expression générale.

Il est un idéal de bouche comme il est un idéal de nez et de front. Une bouche trop grande peut quelquefois n'être pas désagréable, mais nous déclarons que rien ne nous semble plus laid que

(1) Voyez Schack, *la Physionomie, chez l'homme et chez les animaux*, Paris, 1887.

ce que l'on est convenu d'appeler une petite bouche.

Nous nous en rappelons quelques-unes qui gênent réellement notre souvenir et que leur ridicule étroitesse condamnait éternellement à une expression péniblement bête. Oui, les petites, les toutes petites bouches aux grosses lèvres ourlées, ces bouches qui font tomber à genoux les collégiens, ces bouches, nous les abhorrons au point d'arriver à l'excès contraire et d'avouer notre prédilection pour ces bonnes grandes bouches si pleines d'éloquence et de mobilité et qui n'ont hélas! qu'un tort, c'est de découvrir une douteuse dentition.

Un moyen terme auquel nous pourrions cependant nous tenir, c'est la bouche bordée de deux lèvres franches, de couleur vive, frémissant sur des dents éclatantes de blancheur, presque les révélatrices de tout ce qui se passe dans une âme ardente, juvénile, pleine d'aspirations et prête aux élans les plus enthousiastes, aux mouvements les plus généreux.

Vous êtes-vous jamais avisé d'accorder aux lèvres blêmes et pincées un peu de ces qualités que nous venons si généreusement de départir aux genres de lèvres que nous avons décrites?

Trop fermes et trop minces elles indiquent la rapacité, l'étroitesse de vues, l'égoïsme, la sécheresse de cœur, sans proscrire précisément l'intelligence.

Tombantes, à moins que ce ne soit un accident physiologique, elles dénoncent de tristes habitudes d'intempérance et deviennent un formidable réquisitoire contre celui qui a le malheur d'être propriétaire de ces funestes lippes.

Les lèvres, nous le voyons et nous le répétons, sont donc toute une révélation.

VII. — LES DENTS

Les dents sont des organes d'une telle importance qu'il nous semble presque superflu d'insister sur la nécessité de veiller à leur conservation.

Sans parler de la beauté de la figure dont elles sont un des accessoires indispensables, il n'est pas de bonne digestion sans leur concours : les aliments sont, en effet, d'autant mieux attaqués et plus facilement transformés par les sucs de l'estomac qu'ils ont été triturés avec plus de soin par la mastication et que la salive a pu dans ce premier temps de la digestion être mis en contact plus intime avec leurs éléments. Chacun sait cela aujourd'hui, et cependant elles sont relativement rares encore les personnes qui prennent un soin régulier de leur bouche.

En ce qui concerne l'application des lois de l'hygiène, l'homme est généralement insouciant et paresseux, il ne prévoit pas la maladie, s'expose imprudemment à ses coups et ne cesse de se croire invulnérable qu'après avoir été victime de son imprudence.

Les affections des dents sont des plus fréquentes, les douleurs qu'elles engendrent sont parfois intolérables, et les conséquences en sont d'autant plus redoutables que rien ne saurait avantageusement remplacer les dents perdues. Eh bien, malgré cela, ces petits organes si précieux sont généralement négligés au plus grand profit des dentistes, ou bien les soins préventifs hygiéniques qu'on leur accorde ne consistent pour un grand nombre qu'à se rincer la bouche une fois par hasard.

La coquetterie étant pour l'homme une chose négligeable, le rôle des dents dans la constitution de la beauté physique l'amènera rarement à sacrifier chaque jour à l'entretien de sa mâchoire les quelques instants nécessaires ; pour obtenir de lui une obéissance relative aux lois de l'hygiène, il faudra non seulement qu'il sache à quoi l'expose son insouciance, mais il faudra encore qu'il ait souffert de sa négligence.

Si les lois de l'hygiène ne sont en général guère mieux respectées par la femme, il y a lieu cependant de faire une exception en faveur de l'hygiène dentaire. La plus belle moitié du genre humain sait que la grâce et la beauté sont pour elles des qualités souvent préférables à la force physique qui lui manque ; aussi, ne demande-t-elle qu'à conserver ces précieux avantages, et dans ce but est-elle toute disposée à mettre en pratique les conseils qu'on peut lui donner. Profitons-en donc pour lui indiquer les causes des maladies qui altèrent sa dentition, mettant ainsi sa beauté en péril, et pour lui apprendre par quels moyens préventifs elle pourra éviter ces maladies et conserver intacts les ornements de sa bouche.

Lorsque les dents sont négligées, elles se couvrent d'une croûte jaunâtre, appelée *tartre*, qui s'accumule à la base de leur couronne, décollant la gencive au collet de la dent. Chez les fumeurs, ce tartre, coloré par la fumée ou le jus de tabac, devient brun ou noir ; chez d'autres personnes, chez la femme (qui ne fume pas), il prend quelquefois une affreuse couleur verte. Ce dépôt, qui, d'après Berzélius, est composé de phosphate de chaux, de mucus, de ptyaline et de substances animales, n'attaque pas la dent, il est vrai, et ne provoque ni carie, ni nécrose, mais il irrite les gencives et peut entraîner une *périostite dentaire* ; en outre, il retient les substances alimentaires, dont la décomposition engendre, en dehors de la carie, toutes espèces d'affections désagréables.

Il faut donc des soins minutieux, pour entretenir la scrupuleuse propreté des dents et en conserver pur l'émail qui fait le charme de nos bouches. Quoi de plus beau que de jolies dents ? Quoi de plus laid qu'une dentition défectueuse ?

La toilette de la bouche doit avoir lieu, matin et soir, afin de ne rien y laisser des aliments retenus dans les interstices dentaires.

Une excellente habitude consiste à se rincer la bouche après chaque repas, avec l'eau parfumée que, dans certaines maisons, on apporte aux convives, mais cela ne suffit pas : il répugne d'ailleurs à beaucoup de personnes de faire ainsi en public la toilette de leur bouche.

Le seul moyen d'empêcher le tartre de se former et les parties d'aliments de séjourner dans la bouche est d'employer la brosse à dents.

Pour conserver plus sûrement aux dents leur

blancheur naturelle ou la rendre à celles qui l'ont perdue, on fait généralement avec la brosse usage de produits divers, poudres ou liquides, constituant les dentifrices dont le choix est très important.

Il ne faut pas, en effet qu'un dentifrice contienne des corps pouvant être nuisibles comme le plomb, la potasse, la pierre ponce et les acides qui finissent par léser le périoste dentaire ou détruire l'émail qui protège les dents et leur donne leur éclat.

Les poudres dentifrices en usage aujourd'hui, de quelque nom qu'on les appelle, voire la cendre de cigare que d'aucuns recueillent avec tant d'amour dans de vulgaires cornets de papier ou le charbon en poudre, ne sont pas pour provoquer nos récriminations.

Les eaux, dont on se sert habituellement, ne présentent pas non plus d'inconvénients contre lesquels nous ayons à nous élever.

Ce que nous recommanderons avec insistance, c'est que les brosses ne soient pas à crins rudes, mais se prêtent au contraire avec souplesse à l'usage qu'on en fait.

Inutile de dire que nous proscrivons les épingles, qui interviennent trop souvent dans nos préoccupations dentaires et qui enta.nent facilement le précieux émail,que nous ne saurions trop préserver de toute altération.

VIII. — AUX FUMEURS

Vive la pipe!
Elle dissipe
Mélancolie, ennui, mauvaise humeur;
Sur le cigare,
Je le déclare,
Elle a le pas, aux yeux du vrai fumeur.

C'est un refrain que j'ai entendu chanter dans mon enfance et dont je pourrais noter l'air si je ne craignais d'être accusé de folâtrerie. Celui qui me l'a si bien enfoncé dans la mémoire était un petit vieux tout ratatiné, dont tous les instants étaient absorbés par le culte de la pipe, poussé jusqu'au fanatisme. Quand il en était à ce vers triomphal qui reléguait le cigare au second plan, sa ménagère, qui n'était pas moins ratatinée que lui et qui, faisait penser aux pommes de reinette longtemps conservées sur la paille, ne manquait pas, de sa voix chevrotante, d'articuler cette observation que le petit vieux connaissait par cœur: « Pipes et cigares, on peut mettre tout ça dans le même sac, et fouetter sur la place public ceux qui les ont inventés ».

Le vieux n'avait pas trop tort et la vieille avait presque raison.

On a tellement dit du mal du tabac que nous nous ferions volontiers un chevaleresque devoir de prendre sa cause en main si l'usage ne coudoyait de trop près l'abus et si celui-ci n'exposait à de si graves conséquences.

Toutefois je reconnais volontiers que l'usage modéré du tabac est quelquefois salutaire, surtout dans les contrées froides et marécageuses, et qu'à ce point de vue l'*herbe à Nicot* a évidemment besoin d'une réhabilitation; mais elle se défend assez elle-même et avec une éloquence que lui envieraient ceux que l'on est convenu d'appeler les maîtres du barreau.

Qui ne fume aujourd'hui ? Il serait banal de constater le fait, mais il ne nous déplaît pas d'en tirer quelques déductions physiologiques ou psychologiques, si l'on veut.

A la manière dont fume chaque individu, on pourrait, sans commettre de trop graves erreurs, diagnostiquer son caractère, l'état de son esprit, ses habitudes et sa profession.

Les uns fument vite, d'autres, lentement; dans toutes les actions de la vie, les premiers apportent la même fébrilité, les seconds, la même circonspection.

Les uns aiment les pipes culottées et les collectionnent avec amour; d'autres, mais ceux-ci sont plus rares, ne fument jamais deux fois dans la même pipe. Les premiers sont d'inoffensifs maniaques à idées rétrécies, et que l'on peut ranger dans l'épaisse phalange des... heureux de ce monde, et qui, paraît-il, sont destinés à l'être dans l'autre; les seconds sont nécessairement des poseurs (car il n'est rien d'exécrable au monde comme une première pipe), à moins qu'ils ne soient expressément soudoyés par les marchands de tabac; à moins encore qu'ils ne soient amoureux de la marchande et que la violence de leurs sentiments ne réclame un fréquent renouvellement de leurs pipes.

Et où pourrait-on aller, je vous le demande, dans ce champ illimité des observations.... nicotinesques?

Le cigare demande la même étude et produit les mêmes résultats, mais il ne donne pas continuellement le caractère entier du fumeur; il dénonce tout simplement les dispositions d'esprit dans lesquelles celui-ci se trouve quand il fume.

Plus complexes dans ses manifestations, la cigarette exigerait un volume, mais nous nous souvenons à temps qu'il ne s'agit pas ici de fantaisie, mais bien de sérieuse médecine.

Nos lecteurs qui s'impatientent, sans doute, nous demandent déjà: « Mais, de ces trois manières de brûler le tabac, laquelle est préférable? Devons-nous, dans l'intérêt de notre santé, fumer la pipe, le cigare ou la cigarette? »

Différents spécialistes, plus autorisés que nous à conclure, se sont déclarés pour la pipe. Est-ce parce qu'elle intoxique une plus grande quantité de nicotine au sujet qui s'en sert? Est-ce que, par un tirage plus prolongé et par une salivation plus fréquente, elle fatigue les poumons et l'estomac? Nous nous le demandons. Mais quand les spécialistes ont parlé....

On a fait aussi au cigare son procès; on s'est ingénié à lui trouver mille imperfections. Sous cette feuille perfide de pseudo-tabac qui enveloppe je ne sais quelles sournoises hachures de choux, s'abrite, disent toujours les spécialistes, le fameux cancer des fumeurs. Nous avouerons ingénument que nous n'en savons rien. Quelques amateurs prétendent que le cigare (le *vrai* cigare) après un bon dîner auquel a succédé un café (un *vrai* café) est absolument exquis.

Si ce n'était l'odeur du tabac qui les poursuit et dont s'impreigne les vêtements, nous ne serions pas non plus sans indulgence pour les fumeurs de cigarettes, malgré le papier qui les habille. C'est fumé en rien de temps et ça répond à un besoin impérieux, né en un instant et satisfait en moins d'une minute.

Quant à ceux qui abusent de la pipe, du cigare et de la cigarette, nous leur donnerions bien, pour l'acquit de notre conscience, un conseil qu'ils ne suivront certainement pas, et nous leur dirions : « Gardez-vous de l'abus... des bonnes choses ». Cette recommandation est empreinte d'une telle naïveté qu'elle fera dédaigneusement sourire le dernier des collégiens qui fume sa cigarette dans les... inexpressibles.

Ce qui précède, est-il besoin de le faire remarquer, ne s'adresse qu'aux gens bien portants et surtout aux gens cérébralement bien équilibrés.

Sur les malades, dont le cerveau est plus spécialement atteint, le tabac a une déplorable et très pernicieuse influence. On doit le supprimer dans le traitement.

Malgré toute notre indulgence, nous n'hésitons pas à reconnaître que le tabac, comme la morphine, est trop souvent pernicieux à ceux qui ont contracté l'habitude de fumer. Comme le morphinomane, le fumeur renonce difficilement au tabac et devient bien vite l'esclave de sa passion.

Qui a fumé fumera. Mais étant donné que l'habitude est irrévocablement prise et que ces mœurs d'écurie ont envahi notre société, il n'est pas hors de propos de donner ici, aux victimes de la pipe, du cigare ou de la cigarette (nous n'osons parler de la *chique*), quelques conseils d'hygiène élémentaire.

Se rincer souvent la bouche et même se gargariser.

Prendre, après avoir fumé, quelques désinfectants, genre cachou, pour ne pas empoisonner les gens et surtout les dames auxquelles on est exposé à parler.

Prendre soin que la barbe ne se roussisse pas au feu des engins fumatoires, ce qui est sale.

Se brosser les dents, matin et soir.

Pour peu que l'on fréquente des cafés justement appelés tabagies, renouveler autant que possible ses vêtements.

Pouah !

IX. — LA BARBE

Du côté de la barbe est la toute-puissance

a dit je ne sais quel poète, qui pourrait bien être Boileau, à moins que ce ne soit Delille.

La barbe, si elle ne donne pas la toute-puissance (on a vu des gens horriblement barbus qui jouissaient d'une faiblesse de caractère déplorable), n'en imprime pas moins à la physionomie un cachet viril et plus imposant.

Quelle est l'aspiration la plus véhémente de l'adolescent, sinon d'avoir au menton et au-dessous du nez quelques bouquets de poils qu'il caressera amoureusement entre deux vers de Virgile ou dans la translation en bon français d'une phrase très entortillée de Tacite ? Ce rêve, même, devient pour eux une telle obsession, qu'ils ne savent qu'imaginer, pour aider la nature, qui ne marche pas au gré de leurs désirs. Les opiats les plus absurdes et les compositions les plus extravagantes ne les font pas reculer, et dès que le premier poil, avant-coureur de la toison future, a paru à fleur d'épiderme, ils se jugent récompensés de toutes leurs peines, payés de tous leurs efforts. Ce poil, ils ne l'échangeraient pas contre un prix de discours français au concours général entre tous les lycéens de France et de Navarre.

Et quand ce collégien sera soldat, ne croyez pas qu'il en ait fini avec la barbe. Il faudra qu'elle soit, ainsi que les cheveux, taillée à l'ordonnance,

Sous l'Empire, on se souvient que tous les militaires qui voulaient porter leur barbe étaient astreints à l'impériale et à la moustache, ce qui donnait d'ailleurs à la figure de nos troupiers un aspect singulièrement martial.

Un autre ministre vint qui, renversant les anciens usages, autorisa l'armée à faire de sa barbe l'usage qu'elle voudrait. Cette liberté engendra tout naturellement une licence, et on put s'imaginer un instant que nous n'avions plus en France que des régiments de sapeurs.

On commence à revenir aux anciens errements. C'est peut-être plus propre ; en tous cas, c'est bien moins encombrant. Nous voulons ainsi imiter les Allemands qui eux, les blonds Germains, portent d'énormes paquets de poils jaunâtres à leur menton ; et ces poils ne les quittent pas plus que la gigantesque pipe de faïence peinturlurée dans laquelle ils consument une certaine espèce de foin qu'ils appellent ironiquement du tabac.

Nos avocats ont eu aussi des démêlés avec la barbe. Il fallait jadis qu'ils fussent méticuleusement rasés, *ad unguem*. C'était une condition *sine quà non*. On ne pouvait être bon avocat si on n'était barbifié selon la formule. La République a, dit-on, ramené l'égalité. Pour la barbe, on ne peut pas dire le contraire ; pour le reste... hum !

Une opinion qui tendait aussi à s'accréditer parmi nous, c'est que l'artiste, pour être véritablement artiste, ne pouvait se passer d'interminables cheveux et d'une barbe truculente. Quelques rapins et un certain nombre de poètes incompris sacrifient encore à ces mesquins préjugés, mais on peut dire que les étudiants chevelus et les artistes à tous crins, peintres ou littérateurs, ont fait leur temps. Quelques musiciens encore, les pianistes surtout, et les chanteurs genre Mario, aiment à passer leurs doigts longs et effilés dans les boucles soyeuses de leur chevelure noire, blonde ou châtaine, mais notre siècle réaliste viendra bien à bout de ces réfractaires qu'il *ne saurait ni* comprendre ni admettre dans sa société que sous les espèces d'amuseurs ou de bêtes curieuses.

Dans le monde du théâtre, un visage glabre est de rigueur, et nous ne voyons pas de mal à ça. Forcés par profession à de nombreux et perpétuels travestissements, les acteurs seraient très embarrassés d'une barbe permanente, alors que leurs rôles les condamnent tantôt à être ras comme le dos de la main, tantôt à s'adjoindre au menton des barbes limoneuses de vieillards sépulcraux.

Quant à nous, en ce qui concerne la barbe et la façon de la porter, nous avouons franchement ne pas avoir d'opinion préconçue. Seulement, nous tiendrons à ce que les gens barbus prennent un soin tout spécial de cet amas pileux dont ils ont avec orgueil favorisé le développement. L'eau naturelle et l'eau de Cologne (pas la première venue, pas celle que le commerce ordinaire nous livre sans nous prévenir de la funeste présence de l'acétate de plomb), fourniront de fréquents lavages, et l'huile d'amande douce onctueuse assouplira ces crins qui, négligés, deviennent rebelles, désordonnés et de couleur suspecte.

Pour ceux qui ont pris l'habitude de se faire raser deux ou trois fois par semaine, ils savent ce qui leur est indispensable pour éteindre le feu du rasoir. Et surtout, gare aux rasoirs du coiffeur ! Nous dirons dans l'article consacré à la coiffure et aux coiffeurs ce que nous en pensons.

La toilette des femmes nous intéresse tout autant, sinon plus que celle des hommes.

Une des surprises les plus désagréables qui attende une femme à sa nubilité, c'est la poussée anormale des poils sur des lèvres généralement respectées de la barbe et sur des joues dont le sempiternel duvet de pêche se trouve soudain remplacé par d'odieux favoris. Il en est parmi nous qui ne sont pas ennemis d'une estompe prononcée à la lèvre supérieure. Affaire de goût ; mais ces dames n'en sont pas plus fières. Suprême ressource, c'est de se raser ou d'avoir affaire à des pommades meurtrières, à moins que l'on n'essaie de l'électrisation qui donne parfois d'excellents résultats.

Il ne nous appartient pas de nous prononcer sur ces capricieux phénomènes de la nature.

Il faut, dit un proverbe, subir ce que l'on ne peut empêcher. Mesdames, subissez votre barbe quand une désastreuse fatalité vous y condamne, à moins que, pauvres désespérées, vous ne montiez dans les baraques des foires. Mieux vaut se soumettre, en somme.

X. — COIFFURE ET COIFFEURS.

On peut dire qu'aujourd'hui l'*art de la coiffure* est à son apogée.

J'ai quelque peine à me souvenir de ces coiffeurs rudimentaires, que j'ai vus jadis dans nos villages de France et qui opéraient d'une si pittoresque façon. Lorsque, gêné par une expansion capillaire incongrue, vous pénétriez dans l'antre de ces artistes primitifs, ils vous faisaient d'abord asseoir sur un escabeau très mal raboté, puis vous coiffaient d'une écuelle comme d'un casque. Tout autour de l'écuelle le ciseau manœuvrait, faisant tomber ce qui dépassait. C'était simple comme bonjour, et je ne sache pas qu'on ait érigé de statue à l'inventeur de ce système aussi commode que naturel. On ne rasait pas, à cette naïve époque à laquelle je me reporte, on grattait. Toute la famille du perruquier s'y employait, la femme surtout, et les filles, quand il y en avait. Deux sous, pour une dévégétation complète, c'était déjà un prix fort.

De nos jours on paie beaucoup plus cher, mais le supplice est beaucoup plus long, beaucoup plus raffiné. Quand vous remettez votre tête aux mains d'un garçon coiffeur, vous ne savez guère ni comment, ni si elle en sortira. Vous êtes sa chose, son sujet, et il épuise sur vous tout l'arsenal des abominables mécaniques, des gluants cosmétiques et des eaux balsamiques dont leurs tiroirs et leurs vitrines regorgent pour notre plus grand énervement. Et si, à la fin d'une minutieuse épilation, vous vous dérobez économiquement à un shampooing (encore une importation anglaise), les garçons sourient pendant que le patron vous considère du haut de son binocle avec un mépris qu'il n'essaie pas de dissimuler. Pour un peu il vous supplierait de garder votre argent pour acheter du pain à votre famille.

La façon de « la faire au shampooing » est elle-même assez amusante et je ne sais quel journal la reproduisait dernièrement. Selon le degré de passivité ou de grinchisme du caractère des clients que l'on connaît, on propose ou impose le shampooing.

A d'autres, étrangers devinés hésitants, timides, ou simplement inexperts des « salons » parisiens, on prodigue les drogues les plus invraisemblables, les recettes les plus inattendues, les choix les plus chinoisement minutieux. Et leurs cheveux sont coupés tellement ras qu'il leur est impossible de se dresser, quoiqu'ils en aient, sur leur tête, au seul aspect de l'addition qu'on leur présente.

Mais nous n'écrivons pas ici pour faire le procès aux coiffeurs. Notre rôle consiste moins à discuter leurs prix et à contrôler leurs opérations techniques, qu'à leur indiquer, pour eux et pour leurs clients, les mesures de propreté dont ils ne doivent pas se départir dans l'exercice de leurs fonctions.

Nombre de personnes qui ont été atteintes de diverses affections du cuir chevelu et que nous avons traitées se sont plaintes à nous et nous ont tout naturellement indiqué notre sujet. Nous pourrions envoyer ces personnes au travail très spécial et très judicieux de M. le docteur Lancereaux [1]. Il nous suffira de quelques lignes précises pour parler du mal et signaler le remède.

La contagion par les instruments de coiffure est beaucoup plus fréquente qu'on ne le croit généralement. La teigne et la pelade, tout particulièrement, se communiquent avec une extrême facilité par le rasoir, le peigne ou la brosse, voire les tondeuses.

(1) Lancereaux, *Mesures à prendre contre la propagation des affections contagieuses par les peignes, rasoirs et autres objets* (*Annales d'hygiène publique* 1890, tome XXIII, p. 436).

Nous savons bien, — et quelques-uns de nos confrères que ce problème préoccupe, l'ont dit avant nous, — que l'on pourrait enrayer la contamination en décrétant que chacun de nous aura chez le coiffeur ses instruments personnels, qui ne serviront que pour lui.

Mais les clients assidus ne sont pas toute la clientèle des coiffeurs. Et tous ceux qui n'ont pas de coiffeurs attitrés, qui vont se faire raser comme ils mangent et comme ils boivent, là où ils se trouvent ! Et les étrangers, etc.

Un petit nombre, nous en convenons, jouira de l'immunité (c'est toujours ça), mais combien souffriront des errements journaliers ? Il importe donc que MM. les coiffeurs, comme les assassins d'Alphonse Karr, (ai-je besoin de dire que le rapprochement est purement fantaisiste ?) commencent eux-mêmes.

Au fond, j'en soupçonne quelques-uns d'avoir prévenu nos objections et nous n'étendrons pas outre mesure le procès que nous intentons à ces artistes, après tout, travailleurs et polis quand on a eu le bonheur de leur plaire ; mais il est bon que ces mesures de propreté soient appliquées partout, et nos exigences se comprendront par la simplicité même des précautions hygiéniques qu'il y aurait à prendre.

Seulement tremper, après qu'on s'en est servi, tous les instruments indistinctement dans une solution d'eau phéniquée. C'est là un axiôme général. Malheureusement, la solution phéniquée laisse derrière elle une odeur toute particulière et qui affecte péniblement certains olfactifs. Alors nous recommandons l'acide borique — ou encore 100 grammes de borate de soude — dans un litre d'eau bouillante. Cette solution aura des propriétés désinfectantes aussi énergiques que l'autre sans les inconvénients déjà signalés.

Le coiffeur nous aura pleinement satisfait lorsque, se départant de l'amour du gain, il refusera catégoriquement de coiffer toute personne qui ne montrera pas... tête blanche, nous voulons dire toute personne dont le cuir chevelu sera suspect d'une affection quelconque. Ce n'est pas plus malin que cela.

XI. — LA CHEVELURE

Malgaigne aimait à raconter qu'un charlatan cherchant à *lancer* un « régénérateur » de la chevelure, en avait adressé des échantillons aux membres d'une société médicale. Naturellement, on commença par rire, mais huit jours ne s'étaient pas écoulés que les nombreux chauves de la docte assemblée s'abordaient silencieusement et se murmuraient à l'oreille : « Je crois qu'ils poussent... »

C'est l'histoire de tous ceux qui voient avec regret des vides se dessiner sur leur tête, ils sont en général tellement navrés de cette calvitie qu'ils acceptent avec empressement les remèdes les plus bizarres dans l'espoir de rattraper quelques uns des cheveux qui s'en vont. Ils passent devant leur glace de longs instants à examiner leur cuir chevelu, épiant chaque poil, et cherchant à se persuader que les places nues diminuent tandis qu'elles ne font que s'élargir ; prenant leurs désirs pour la réalité, ils s'illusionnent facilement ; mais ce travail quotidien d'observation n'est pas complètement perdu pour eux, car, à force de se contempler, ils finissent par s'habituer à leur infortune.

Hélas ! une fois les cheveux perdus, il est bien difficile de les retrouver ; il faut donc s'appliquer à les conserver.

Dans les circonstances ordinaires, les soins à donner à la tête consistent simplement à favoriser, avec le peigne et la brosse dure, le départ des résidus et poussières qui se forment à la surface du cuir chevelu.

Chez les petits enfants, qui n'ont encore que des cheveux très courts, le peigne et la brosse doivent être remplacés par des lotions simples, phéniquées, vinaigrées ou alcalines ; on emploiera avantageusement les onctions sur le cuir chevelu avec du coldcréam, de l'huile d'amandes douces, en ayant soin, deux ou trois fois par semaine, de pratiquer une lotion avec une légère émulsion de savon noir ou mieux d'une solution au borate de soude.

Mais nous n'admettons pas plus chez l'enfant que chez l'adulte les lavages trop fréquemment répétés ; ils constituent un des facteurs principaux de la calvitie précoce, car sous l'influence de l'eau le cheveu devient sec, cassant, terne et il subit des modifications qui amènent sa chute prématurée. Il est donc nécessaire de s'abstenir de plonger la tête dans l'eau des bains et convenable de l'essuyer fréquemment lorsqu'elle est couverte de sueur.

De même que, chez la femme, la mode, qui oblige à serrer les cheveux, à les tourmenter, à les tirailler dans tous les sens pour leur donner des dispositions plus ou moins compliquées, prépare la chute des cheveux, de même le bonnet de coton, la toque, le casque militaire, et le ridicule chapeau haut de forme sont chez l'homme une des principales causes de l'alopécie précoce.

Pour être insensible à la douleur, les cheveux, on l'ignore trop, ne sont pas une chose inerte et sans vie ; l'air leur est nécessaire,et la coiffure qu'il faut leur imposer est celle qui leur laisse une plus grande liberté et permet le mieux l'aération.

Les cheveux longs, tels qu'ils conviennent à la femme, doivent être lissés doucement, peu serrés et disposés mollement.

Les cheveux courts conviennent mieux à l'homme, à qui le temps fait défaut pour soigner une longue chevelure.

Mais la coutume de porter les cheveux ras est, comme l'a constaté Bazin, détestable et absolument contraire au but de la nature. Chez l'enfant, cette habitude est encore plus blâmable, et couper les cheveux sous prétexte d'en favoriser la croissance est un préjugé que rien ne justifie. Si la section périodique des cheveux, pratiquée avec mesure n'est pas absolument nuisible et devient même nécessaire pour entretenir la propreté, cette opération trop souvent répétée irrite inutilement le cuir chevelu, car il n'est nullement prouvé qu'il en résulte un développement plus considérable. Bazin pense au contraire avec Cazenave que les plus belles chevelures sont celles que le ciseau n'a jamais touchées.

Cependant, si les cheveux sont grêles, chétifs, clair-semés, s'ils languissent et tombent, en dehors de toute cause pathologique, il devient utile de les *rafraîchir*, c'est-à-dire d'en couper une portion minime, mais lorsque dans certains cas d'alopécie survenant à la suite de maladie grave, comme la fièvre typhoïde, il est indiqué de couper les cheveux très courts, il faut absolument éviter l'emploi du rasoir et lui préférer les ciseaux.

Nous ne voyons absolument aucun danger à ce que des personnes qui n'ont pas de cheveux portent une perruque, si cette perruque a toutes les conditions d'hygiène que nous exigeons d'elle, c'est-à-dire, si elle ne nuit en rien à la transpiration ordinaire du crâne. De même pour les faux cheveux, fausses nattes, etc.

XII — LES COSMÉTIQUES ET LES TEINTURES.

Les différents cosmétiques dont l'abus est si répandu sont généralement nuisibles (1); néanmoins, ils peuvent quelquefois rendre des services.

C'est ainsi qu'aux personnes qui ont des cheveux

(1) Voy. Piesse, *Histoire des Parfums et Hygiène de la toilette*. Paris, 1889 et Piesse, *Chimie des Parfums et fabrication des savons*. Paris, 1890.

gras nous recommandons les lotions avec une solution de borate de soude.

Nous conseillons à celles qui ont les cheveux trop secs et cassants des onctions avec un corps huileux, avec une pommade à la moelle de bœuf et à l'huile de ricin, et mieux encore avec la vaseline ou pétroléine, dont les bons effets se manifestent dans la plupart des cas, où la chute des cheveux survient en dehors d'un état pathologique. Et voici qu'à son tour le rhum est devenu un ingrédient capillaire. Nous croyons très-volontiers que le rhum, quand il est authentique et qu'il a été respecté pendant tout son voyage de la Jamaïque chez nous, est un tonique très appréciable pourvu toutefois que l'on n'en fasse pas abus. Quant à servir dans les cosmétiques, nul doute que les fabricants de ces dérisoires philocomes ne s'en servent et même plus qu'il ne le faudrait, mais quoi? Toutes ces pommades, toutes ces compositions chimiques qui alimentent et enrichissent le charlatanisme moderne, ne sont-elles pas à base d'alcool ?

Ne mettez jamais de rhum sur vos cheveux. Loin d'atteindre le but que vous vous proposez, vous ne faites au contraire qu'aider la nature dans son œuvre de calvitie. Gardez votre rhum pour d'autres circonstances. En temps de choléra, par exemple nous vous conseillerons un bon verre de... bon rhum.

Lorsque l'alopécie est héréditaire, dépend d'une diathèse ou bien est le résultat d'une exagération du travail intellectuel, des chagrins, des soucis, de l'abus des plaisirs, le traitement se confond avec celui de la cause qui l'engendre.

Avant leur chute, il n'est pas rare de voir les cheveux blanchir, et lorsque ce symptôme commence à se manifester, plus d'un coquet s'empresse d'arracher un à un ces fils argentés qui marquent une des premières étapes de la vieillesse.

Gardez-vous bien d'user de ce procédé, il ne fait qu'augmenter la calvitie.

La teinture, dernière ressource de ceux qui veulent encore paraître jeunes, ne vaut guère mieux ; elle ne convient, d'ailleurs, qu'aux personnes dont les traits n'ont pas vieilli et doit remplir, comme condition absolue, de n'emprunter ses qualités à aucun corps d'un emploi dangereux.

Se teindre, c'est d'abord vouloir changer de couleur, et pourquoi ? c'est rechercher ensuite des maux de tête insupportables ; c'est en un mot nettement déclarer que l'on ne veut plus de ses cheveux. Nous sommes évidemment pour toutes les libertés, mais, en chevelure, nous professons surtout la liberté des couleurs. Ceux qui tiennent à se teindre n'ont pas le droit de se plaindre.

L'emploi des solutions de nitrate d'argent ammoniacal, comme teintures destinées à rendre aux cheveux et à la barbe *leur nuance primitive*, comporte comme moindre inconvénient celui de tacher quelquefois la peau en un noir souvent mieux réussi que celui obtenu sur le poil. Le résultat de la teinture des cheveux est, par contre, quelquefois représenté par une belle nuance acajou qui, si elle n'a pas le mérite d'être naturelle, a celui d'être indélébile.

Pour satisfaire sa clientèle un fabricant de teinture de ce genre avait, il y a quelques années, imaginé de vendre en même temps une eau *à détacher*, qui n'était autre qu'une solution concentrée de cyanure de potassium, le poison le plus violent de la chimie minérale. Inutile de dire que l'eau à détacher en question fut rapidement signalée à l'administration, à la suite d'accidents survenus, et arrêtée dans sa course vagabonde.

Aussi recommanderons-nous de ne jamais laisser enlever les taches produites par les sels d'argent avec une solution dont on ne connaîtra pas la composition, à moins qu'on emploie le procédé suivant, imaginé un jour par notre ami, M. E. Roy, ingénieur chimiste, pour rendre hommage au dévouement d'un malheureux ami, qui, gratifié par son coiffeur d'une belle chevelure andrinople, voulut bien, dans son désespoir, lui confier sa tête.

On étend de la teinture d'iode de son volume d'eau, et avec cette eau iodée on touche les taches noires de la peau et même si l'on veut les cheveux ou la barbe auxquels on veut rendre la nuance naturelle — et non pas primitive; — on laisse l'iode en contact pendant 5 minutes, et ensuite on lave avec une éponge imbibée d'une solution aqueuse d'hyposulfite de soude. Il ne reste plus qu'une légère teinte jaune produite par l'iode employé en excès et qui disparaît d'elle-même au bout de quelques minutes. Ce procédé n'offre aucun danger.

XIII. — LA PELADE.

La Pelade est une maladie très commune, à la ville comme à la campagne.

Affection spéciale du système pileux, elle est due à la présence dans l'épiderme d'un parasite végétal, le *Microsporon Audouini*.

La chute des cheveux et de la barbe, qui est la conséquence de ce micro-organisme, avait seule frappé les auteurs des XVIe et XVIIe siècles, qui se servaient indifféremment du mot *pelade* pour désigner toutes espèces d'alopécie ; la nature parasitaire et par suite la contagion de la maladie leur avaient complètement échappé. Il est vrai que le microscope n'était pas encore venu dévoiler à leurs yeux l'existence de ces *infiniment petits*, végétaux ou animaux, qui ont de nos jours bouleversé toute la pathogénie et jeté une vive lumière sur la transmission et la propagation des maladies.

La pelade se reconnaît facilement à ses caractères spéciaux qui la distinguent nettement des autres affections parasitaires, telles que la *teigne*, avec laquelle elle est journellement confondue par le public. Un léger prurit, qui survient à l'endroit où va se développer la maladie, précède ordinairement l'alopécie ; et déjà l'œil exercé d'un praticien peut reconnaître la nature du mal à l'aspect des cheveux ou des poils de barbe, qui deviennent secs, ternes, légèrement pulvérulents et cèdent à la moindre traction. Peu de jours après ce début, la chute des poils malades se fait spontanément, et, dans un espace de quatre ou cinq jours, il se forme sur le cuir chevelu ou sur la figure une ou plusieurs plaques glabres, de diverses dimensions, généralement arrondies. La peau blanche, lisse, de ces plaques, ne permet pas de les confondre avec d'autres affections du système pileux.

La guérison est la terminaison habituelle de la pelade, et si les cheveux restent plus clairsemés, du moins ils repoussent suffisamment pour cacher l'aspect bizarre qu'impriment à la tête les espaces touchés par la maladie. Néanmoins, il est bon d'être prévenu que les cheveux, comme les poils de barbe, peuvent rester décolorés et même blancs.

La présence d'un parasite étant connue, les nouvelles données de la science conduisirent les médecins à considérer la contagion comme la cause déterminante de la pelade. L'observation confirme cette opinion qui est la seule admise actuellement en France et, bien que repoussée par des auteurs étrangers très recommandables, elle paraît la seule admissible, si l'on veut bien tenir compte du mode de développement de la maladie sur les différents sujets d'une même famille, sur les élèves d'une même école et sur les militaires habitant une même caserne.

Que dans ces différents cas l'on recherche le début de l'épidémie, on arrive à constater qu'il a toujours été précédé de l'arrivée dans la famille, dans l'école, dans la caserne, d'une personne malade. « Pour ma part, dit le professeur Hardy, le célèbre professeur des affections cutanées (1), j'ai vu si souvent la maladie se communiquer à des membres d'une même famille, à des personnes ayant à leur service des domestiques atteints de la maladie décalvante, que je me crois autorisé à admettre que la pelade est contagieuse, quoique jusqu'à présent on n'ait pas pu déterminer expérimentalement sa transmission par des inoculations directes. »

La contagion admise, le mode de transmission de la maladie se comprend facilement entre les personnes couchant dans le même lit, ou bien ayant de fréquents rapports de contact, comme les membres d'une même famille.

Mais la contagion a lieu le plus souvent d'une manière indirecte, l'intermédiaire des objets ayant appartenu aux malades : coiffures, peignes, vêtements, etc.

Une autre source de contagion que nous devons signaler, c'est l'établissement du coiffeur dont les peignes et les rasoirs, qui servent à tous, devraient être, après chaque opération, flambés comme des instruments de chirurgie ou plongés dans des solutions antiseptiques et lavés à l'eau bouillante.

Citons aussi les voitures publiques, où l'on peut contracter, en appuyant sa tête où tout le monde l'appuie, toutes les maladies contagieuses du cuir chevelu, indépendamment des autres affections ; ce qui nous fait espérer que l'hygiène prenant un jour quelque coin dans les discussions de nos représentants, les véhicules publics seront de temps

(1) Hardy, *Traité des maladies de la peau*, Paris, 1887.

à autre soumis à la désinfection comme les voitures urbaines destinées au transport des malades atteints de fièvres contagieuses.

Enfin, les personnes débilitées par les longues maladies, par les privations qui dépriment l'économie, sont plus aptes à contracter la pelade. C'est ainsi que l'on peut expliquer pourquoi la contagion avait frappé tant de soldats vers la fin du siège de Paris par les Allemands.

La pelade guérit quelquefois seule, mais il est bon de savoir que les cheveux ne repoussent plus, si l'alopécie est trop ancienne ; on doit venir en aide à la nature.

Parmi les nombreux traitements préconisés, celui qui nous a donné les meilleurs résultats consiste à recouvrir les plaques de collodion iodé qui est enlevé au bout de quelques jours avec de grandes précautions pour ne pas arracher le duvet qui a poussé au-dessous. On réussit aussi en faisant raser, tous les quatre ou cinq jours, les régions avoisinant les plaques dénudées, sur lesquels sont ensuite pratiquées des onctions avec une pommade au Turbith minéral. Des lotions quotidiennes avec la liqueur de Van Swieten réussissent également. Puis, dès que du duvet apparaît, le rasoir est également promené sur la région malade jusqu'au jour où ce duvet a pris la consistance des cheveux.

Ce traitement local ne suffirait pas chez beaucoup de personnes, si l'on ne faisait appel aux toniques, aux fortifiants, à l'hygiène qui doivent transformer leur constitution chétive ou combattre la diathèse dont elles sont atteintes.

Quant au traitement prophylactique, après ce que nous venons de dire du mode de contagion, nous n'avons pas à insister sur sa valeur. Tout élève atteint par la maladie ne devrait plus fréquenter l'école. Nous recommandons aussi aux instituteurs, aux maîtres de pensions de veiller à ce que les élèves ne portent jamais que leur propre coiffure, et nous conseillons aux parents de renoncer à la fâcheuse habitude de faire coucher plusieurs enfants dans le même lit. La santé, comme la morale, ne saurait qu'y gagner.

XIV. — LA GALE

Un jour vous rencontrez sur le boulevard ou dans la rue un de vos bons amis auquel vous serrez chaleureusement la main.

C'est l'été, ou si vous l'aimez mieux, le printemps.

Les squares regorgent de nourrices bombées et d'enfants roses; partout des feuilles, partout des fleurs, partout des chants d'oiseaux.

Et sur cet heureux spectacle le soleil de mai ne compte pas ses rayons. Il y en a pour les plus pauvres !

Après un bout de conversation avec votre ami, vous vous retirez, non sans vous être serré la main toujours chaleureusement.

Ne pas oublier, je vous prie, que la peau participe à ce renouvellement général; elle est devenue plus moite,et les pores altérés s'entr'ouvrent comme pour mieux boire la chaleur dont ils ont été si longtemps sevrés.

Deux ou trois jours se passent.

Non seulement la conversation tenue la surveille est complètement oubliée, mais l'ami lui-même ne tient plus une grande place dans votre existence.

Ce que Paris dévore d'amitié!

Soudain, vous avez senti là, entre les doigts une légère démangeaison. Puis cette démangeaison devenant d'autant plus cuisante que les ongles ne tardent pas à faire leur office habituel, vous frottez, ou, pour employer le mot technique, vous vous *grattez* avec plus d'énergie.

Vous êtes, déjà, sans que vous vous en doutiez, la proie de l'acarus.

L'acarus ne stationne pas dans les doigts seulement. Avide de conquêtes, il grimpe le bras jusqu'au coude et s'y installe, toujours au pli du coude. Ce sont ensuite les cuisses qui l'attirent et voilà que commence le supplice du jour et de la nuit. Bah! Vous mettrez des gants et des onguents.

Vous dévorez vos souffrances, ignorant le mal dont vous êtes atteint et son caractère contagieux.

Vous ne soupçonnez guère que tout ce que vous touchez est presque immédiatement contaminé. Vos amis, les membres de votre famille, si vous en avez, sont les victimes dont vous êtes l'inconscient bourreau.

Alors triste et désespéré vous vous dirigez vers votre médecin.

Vous lui exposez vos tortures; vous lui tendez

lamentablement le bras et la main ; vous parlez de vos cuisses ulcérées.

Toujours sceptique, le praticien se contente de sourire :

— Ne vous alarmez pas, mon ami, vous dit-il, ce n'est que la gale... D'ici à quelques jours, le plus tôt qu'il vous sera possible, envoyez-moi tous ceux qui ont eu avec vous des relations intimes...

— Je me demande, docteur, où j'ai pu attraper cette ignoble maladie.

— Peuh ! vous aurez sans doute, en un moment de moiteur, serré la main à quelqu'un de vos amis qui en était infecté, couché dans des draps (pardonnez-moi cette supposition) où quelque galeux s'était blotti avant vous, (il y a même de fort jolies galeuses), que sais-je, enfin. Est-ce qu'on sait comment cela se gagne ?

Mais enfin, sait-on comment cela se guérit ?

— Oh ! le remède est beaucoup plus simple que le mal.

— Dites vite, docteur.

— Soyez tranquille ; d'ici deux jours vous serez débarrassé.

— Je pourrai toujours me vanter de m'être bien gratté.

— C'est que, voyez-vous, l'*acare* ou *sarcopte* de la gale est très actif et très goulu. Une fois sous l'épiderme, il y creuse son sillon, s'y abreuve de votre sang et se multiplie avec une effroyable fécondité.

— Il me semble, docteur, que plus vous m'en parlez, plus mes démangeaisons redoublent d'intensité.

— C'est un phénomène que vous n'êtes pas le premier à constater; mais nous causerons plus tard...

— Oui, et je vous en prie, le remède!

— Vous allez rentrer chez vous et vous faire frictionner des pieds à la tête avec du savon noir. Après quoi un bain tiède, puis une nouvelle friction très énergique avec de la pommade soufrée. Le premier bain durera une bonne heure. Le lendemain, vous prendrez un deuxième bain savonneux. Voici du reste une ordonnance qui vous guidera.

— Et dans deux jours je serai désinfecté?

— Dans moins de deux jours... Faites passer à l'étuve tous les vêtements que vous avez portés dans cette néfaste période.

— Merci, docteur, je vole à mes pénates. Ah! pardon, combien vous dois-je?

— C'est vingt francs.

— J'en aurais bien donné cent!

XV. — LES ONGLES

Polissez-les sans cesse et les repolissez.

Dirons-nous en dérangeant quelque peu un vers resté célèbre de ce Boileau, qui a trouvé le moyen, avec un faible grain de bon sens, de rester immortel.

Il est vrai que Descartes, de ce même bon sens

a dit un mot fort juste « que c'était au monde la chose la plus commune et en même temps la plus rare. »

Il s'agit ici, non d'un ouvrage laborieux qu'un auteur lime et relime avec fièvre, mais des ongles, de vos ongles, mesdames, de vos ongles, messieurs.

Chez les anciens, les anciens lettrés, bien entendu, il était une expression en vogue que l'on retrouve à chaque instant dans leurs ouvrages. Admiraient-ils une statue, un tableau, un livre, quelque chose de propre, de fini, de léché, de parfait, ils ne s'écriaient pas comme nous faisons aujourd'hui avec un goût très discutable : *Epatant !* Ils se contentaient de dire : *Ad unguem.* C'est brièvement signifier que l'artiste, plein de souci pour l'œuvre qu'il perpétrait, n'avait même pas négligé les ongles.

Les ongles ne sont pas le moindre charme de la femme. Ils terminent fort agréablement une main blanche, longue, effilée. Et cela est si vrai que l'heureuse propriétaire de l'extrémité dont nous venons de parler ne manque pas une occasion de l'exhiber quand on le lui demande et même quand on ne le lui demande pas. Combien d'hommes ressemblent aux femmes sur ce point ! Quoi qu'il en soit, le coup-d'œil ne manque pas de saveur et rate très rarement son effet.

Il ne faut pourtant pas croire que les ongles soient exclusivement donnés aux hommes et aux femmes pour en faire parade. C'est un complément nécessaire de l'individu dont notre organisation morale a bien voulu faire un ornement. Nous avons connu certaines personnes qui conservaient leurs ongles et les laissaient pousser à d'extravagantes et ridicules... distances. Chez les peintres, sans faire de personnalité, cette faiblesse se remarque souvent.

Un homme qui porte les ongles longs est généralement paresseux et... artiste.

Celui qui porte les ongles courts a les instincts génériques très développés, et, s'il ronge ses ongles, il est, en retour, rongé par l'ambition.

Beaucoup de nos contemporains auxquels répugnent les soins de la propreté la plus élémentaire, laissent s'amasser sous la « corne » de leurs ongles un dépôt sédimentaire dont la description nous donnerait la nausée. Que dire ?

Si vous vous hasardiez à faire à ces gens une observation, ils vous répondraient crûment qu'ils ont bien d'autre chose à faire qu'à « se curer les ongles » et que ces occupations sont bonnes pour ceux qui passent leur vie dans les bureaux. La tradition veut, en effet, que la plupart des employés de nos multiples ministères gagnent courageusement leurs appointements en *s'astiquant* les ongles avec leurs grattoirs.

Nous n'en croyons pas un traître mot, mais il ne nous déplaît pas d'être une fois, par hasard, l'écho d'un bruit.

En somme, et pour en revenir au côté sérieux de la question, l'ongle est le complément de la main, comme la fleur est le complément de la tige. Quelque belle que soit la tige, elle perd pourtant de son charme si la fleur qui la couronne est désagréable à l'œil et à l'odorat. Il en est de même des ongles. Si vous saviez, ô hommes, comme les femmes regardent vos mains quand vous n'avez pas le talent de les dissimuler sous les pans de votre redingote ! Avec leur intuition native et leur rapidité de jugement, elles vous ont bien vite deviné, d'après vos mains, d'après vos ongles. C'est un inéluctable *criterium*, comme disaient les philosophes d'antan.

Les ongles sont aussi des révélateurs. Dans le service anthropométrique de la préfecture de police, on en sait quelque chose et on y attache, d'ailleurs, une importance très justifiée (1).

Les nécromanciens et nécromanciennes en tirent d'étonnants horoscopes (2).

Nous sommes forcé d'avouer que, dans certaines maladies, les ongles se déforment ou plutôt prennent une physionomie toute particulière qui, pour le médecin, est un indice certain de la présence d'une affection caractéristique. Cette affection, nous ne voulons pas la désigner plus clairement pour ne pas alarmer certains esprits prompts à s'enflammer et qui, parfois, peuvent prendre un phénomène très naturel pour une manifestation pathologique.

XVI. — LES ENGELURES.

L'engelure est un des plus désagréables fléaux qui ternissent de leurs vulgaires souffrances la gloire virginale de nos jeunes années. Que de mains exquises, s'annonçant comme devant être des mer-

(1) Francolle, l'*Anthropologie criminelle*, Paris, 1891, p. 433.
(2) Plytoff, *Les sciences occultes*. Paris, 1891 et *La Magie*, Paris, 1891.

veilles de grâce fuselée, adorablement semées de fossettes, ont été stupidement déformées, atrocement crevassées par ce poulpe femelle tapi dans les profondeurs des neiges hivernales et qui tout à coup apparaît sous la forme ridicule d'une engelure ! Et voici que commencent les démangeaisons impatientes, dévorantes, qui mettent au bout des ongles exaspérés des lambeaux de cette chair si tendre et si fraîche, des larmes de ce sang si pur et si vermeil !

Le monstre n'a qu'une origine confuse, comme aussi lorsqu'il se manifeste, il affecte les formes les plus variées, les plus hétéroclites. C'est d'abord une inflammation de la peau du bout des doigts, de la main ou du pied ; une tension gênante et chaude, puis une décoloration violente du tissu, et, lorsque l'engelure est complète, elle a ses boursoufflures désordonnées, ses crevasses particulières, et toujours son infernale démangeaison.

Le Midi, qui a décidément toutes les chances, n'a pas, dans sa langue si colorée, un seul mot qui serve à désigner l'engelure : « Té ! connais pas ! Ce n'est pas une maladie de Marseille ! » dit le fils expansif du pays où, comme une fleur toujours vivace, le soleil s'épanouit dans le ciel bleu.

Mais où l'engelure triomphe, c'est dans le Nord, c'est dans l'Est, c'est dans l'Ouest. Son domaine, comme on le voit, est assez vaste.

En somme le mal est plus encombrant que dangereux et c'est peut-être son innocuité même qui l'a mis à l'abri des patientes et sagaces investigations de la science moderne.

L'engelure a-t-elle ses victimes préférées ? Aime-t-elle plutôt les tempéraments faibles que les tempéraments forts ? S'adresse-t-elle de préférence aux fillettes et aux femmes ? Autant de questions auxquelles il n'est pas facile de répondre. Nous ne désespérons pourtant pas qu'un jour un statisticien désœuvré nous renseigne complètement et surabondamment à cet égard.

Pour notre compte, nous nous souvenons, dans notre enfance, d'avoir été un des élus de l'engelure. Osons avouer avec une franchise qui nous prouvera peut-être qu'à l'époque déjà lointaine où nous nous plaçons, peu de personnes se sont plus fréquemment et plus énergiquement « grattées ». Autour de nous, d'ailleurs, nulle commisération pour les intolérables et rongeuses démangeaisons qui nous affolaient. Enveloppées de flanelle, nos mains devenaient incandescentes. Autant les plonger dans l'eau bouillante. L'eau froide calmait un moment la douleur, mais survenait alors l'horrible onglée, l'onglée lancinante plus féroce à sa façon que l'engelure elle-même. Un remède nous réussissait : de longues frottées avec de la neige fraîchement tombée. Nous ne nous souvenons pas d'avoir employé d'autre remède. Peut-être neigeait-il alors beaucoup plus que maintenant.

Voulez-vous une description exacte et scientifique de l'engelure ? Non, n'est-ce pas ? Vous tous qui me lisez, (et j'en excepte ceux qui ont eu l'étrange bonne fortune de naître

Au bord de tes flots bleus, ô Méditerranée !)

Vous connaissez sur le bout de l'ongle l'engelure et cet article pourtant si bénin réveillera peut-être chez vous les anciennes cuissons qui empoisonnèrent tant de jours de votre aurorale existence, qui troublèrent tant de vos nuits, de ces belles nuits où l'on dort les poings fermés, les narines frémissantes et la bouche ouverte.

Ne vaut-il pas mieux, chères lectrices, vous enseigner les remèdes les plus en usage, au cas où vos chères mains seraient atteintes par le bourreau qui, entre parenthèses, n'exerce relativement que très peu à Paris.

Voyez-vous poindre l'engelure? Frictionnez les régions atteintes avec de la neige si vous en trouvez sous la main, à défaut de neige, recourez à l'alcool camphré.

Une fois que les engelures ont pris possession de la place, vous obtiendrez du soulagement en employant un mélange de laudanum, camphre et eau-de-vie dont vous enduirez les parties malades le soir au coucher, en ayant soin de les envelopper ensuite dans un large gant ou bas de laine suivant qu'il s'agira de la main ou du pied.

Voici la formule de ce mélange, toujours facile à se procurer :

Laudanum de Sydenham....................	2 gr.
Camphre..................................	10 gr.

Mêlez avec quantité suffisante d'eau-de-vie pour obtenir une pâte sirupeuse.

Les badigeonnages de teinture d'iode nous ont

donné d'excellents résultats dans les cas d'engelures non ulcérées.

Enfin, pour éviter les engelures, employez toujours l'eau froide pour votre toilette, et si vous êtes sujets à ces petites misères, n'attendez pas leur apparition ; mais dès que le froid se fait sentir, onctionnez en vous couchant vos mains ou vos pieds avec de la glycérine, et le matin en vous levant, après avoir enlevé cette glycérine par un lavage, faites une vive friction avec de l'eau-de-vie camphrée.

XVII. — LES AMPOULES.

Nous n'apprendrons certes pas ce que c'est qu'une ampoule à certains de nos navigateurs séquaniens qui, le dimanche, se déguisent en loups de... rivière et s'en vont dans leurs périssoires écumer les côtes de Nogent ou de Joinville-le-Pont.

Disons en passant, que nous applaudissons à ces exercices qui valent mieux que l'estaminet. Il est d'ailleurs assez rare que ces jeunes gens reviennent de leurs excursions nautiques sans avoir aux creux des mains des durillons sérieux ou des ampoules qui cuisent ; c'est le sort qui attend tous les travailleurs, et le travail de la rame maniée toute une journée n'en est pas un des moins pénibles.

Le mal, si toutefois mal il y a, n'est pas grand.

Il ne faut pas arracher la peau qui forme la boursouflure de l'ampoule, mais la piquer pour faciliter 'écoulement du liquide après quoi, un bout de taffetas d'Angleterre et la guérison est complète. En cas de cuisson, un peu de cérat, si l'épiderme a été enlevé.

XVIII. — LES PIEDS.

Quelques mots sur les soins à donner aux pieds.

Si vous avez les pieds trop tendres, comme on dit, et sujets à des sueurs très désagréables, employez le lycopode.

Mieux encore : matin et soir, prenez un bain d'eau tiède, si vous ne pouvez souffrir l'eau froide et essuyez-vous avec un linge de toile blanc bien sec.

Changez, si vous le pouvez, de chaussettes tous les jours, et ne souffrez pas, dans cette partie extrême de votre individu, la moindre malpropreté.

Ce sont là des avis qui pourront paraître naïfs, mais par combien sont-ils suivis ?

XIX. — LES BOUTONS, LES CROUTES ET LES VERRUES.

Il n'est rien de désagréable comme d'avoir le visage envahi par ces excroissances que le public désigne par le nom générique et général de *boutons*. Quelle que soit leur origine, il importe de les combattre activement.

Nous voulons plus particulièrement parler de

l'*acné* ou de la *couperose*, reléguant à part les *furoncles* qui ne peuvent être rangés au nombre des boutons avec, du moins, la signification que l'on donne d'ordinaire à ces derniers.

La chimie moderne s'est exténuée à inventer des eaux de toute espèce, eaux merveilleuses dont l'effet magique est célébré par tous les journaux. Nous nous contenterons de recommander aux patients l'emploi de la *fleur de soufre*. Toutes les personnes qui en ont usé nous ont exprimé leur satisfaction et leur reconnaissance.

Les enfants ne sont pas seuls sujets aux croûtes, à cette affection si commune qui n'a rien de bien dangereux mais qui demande à être traitée méthodiquement. C'est, pourrait-on dire, une affaire de tissus, et nous avons souvent rencontré des adolescents qu'affligeait cette infirmité. Qu'elles se forment à la suite d'une blessure ou par la dessication d'un liquide sécrété à la surface de la peau, il ne faut pas tolérer les croûtes, où qu'elles se produisent, mais il faut aussi bien se garder de les expulser violemment. Elles ne repousseraient que plus vite.

Toutes les personnes qui en sont atteintes s'en débarrasseront lentement mais sûrement par une aspersion ou plutôt une imbibition de glycérine. C'est encore jusqu'ici ce que l'on a trouvé de plus topique et de plus expéditif. Quant à l'affection qui les aura provoquées, c'est l'affaire du médecin qui sera souvent obligé d'instituer à côté du traitement local, un traitement de l'état général.

Les *verrues* sont le désespoir des jolies femmes

et des hommes qui ont encore la prétention de plaire.

Indiscrètes au suprême degré, ces encombrantes végétations pousssent où il leur plaît. Elles se plantent sur le nez comme au menton, comme aux tempes, sans compter qu'elles fourmillent sur les mains.

Quand elles affectent la forme d'un *grain de beauté*, il n'y a que demi-mal; mais souvent elles poussent l'insolence jusqu'à de désolantes dimensions.

Alors, coûte que coûte, il faut s'en débarrasser. Ce n'est pas au moins qu'elles soient douloureuses. Non, on s'y ferait très bien n'était que notre coquetterie moutonnière.

Le remède est pourtant bien simple et quelques gouttes de perchlorure de fer, prudemment appliquées à la surface du monstre, suffisent pour déterminer sa fuite. Surtout prendre bien garde que les parties voisines ne soient pas atteintes par le liquide.

Les *fraises* sont de petites tumeurs qui, sans que l'on sache comment, héréditairement presque toujours, éclosent pittoresquement sur la peau des nouveau-nés.

Quant aux fraises naturelles, celles que l'on sert sur nos tables et que nous aimons tant, bien que nous nous réservions l'occasion d'en parler plus amplement ailleurs[1], nous mettrons nos lecteurs en garde contre leur propre gourmandise. Quiconque tient à la propreté de son épiderme, pour peu qu'il soit disposé aux dartres et à l'eczéma, doit formellement s'interdire ce régal.

(1) Voyez Degoix, *Hygiène de la table*. Paris, 1892.

XX. — LES EPHÉLIDES.

Ce mot, si poétique d'aspect et qui, par une euphonie particulière, semblerait plutôt s'appliquer à quelque insecte propriétaire d'élytres vibrantes et richement colorées, n'a pas en français d'autre traduction que celle de *taches de rousseur*. Comme nous voilà loin du papillon ou de la libellule dont nous avons évoqué la légère et charmante silhouette! Et ce n'est pas sans regret que nous retombons en pleine prose...

Mais, d'ailleurs, l'éclatant et radieux soleil ne subit-il pas lui-même l'humiliation de ces terribles taches dont les astronomes n'ont pas encore nettement défini la couleur, et que nous aimons à nous représenter comme entièrement rousses.

Ici nous n'avons absolument rien à démêler avec les fameuses *envies* qui plaquent de lie de vin le frais visage des enfants, ou font croître sur diverses parties de leur personne des fraises, des framboises, voire des cerises, selon que la future mère aurait, dit la légende, plus ou moins gloutonnement désiré ou dévoré ces fruits. A ces étranges manifestations, il nous est difficile d'assigner une cause raisonnable.

Isolées et localisées comme elles sont, écloses dans le plus complet mystère et déjà parfaites dans leur structure dès la naissance de l'enfant, elles défient l'observation, et le mystère de leur origine a donné la volée à une foule de légendes toutes plus absurdes les unes que les autres. C'est à peine si la médecine moderne peut songer à faire disparaître ces taches préhistoriques.

Mais revenons à nos *taches de rousseur*. Il ne nous déplaît pas d'ailleurs de sortir des champs illimités de la conjecture et de l'hypothèse scientifique pour aborder le terrain plus solide de l'observation médicale.

Ce n'est pas une rareté que de voir une jeune et charmante femme, très jolie, très fraîche, de peau très lisse et très blanche, atteinte de l'affection dont nous parlons. Ce sont de petits points ronds et jaunes, irrégulièrement semés à fleur d'épiderme, et ce sont justement les épidermes les plus délicats qui en sont les premiers affectés, au grand désespoir de nos coquettes jeunes filles.

Mais qu'elles se rassurent ; outre que les éphélides n'ont rien de répugnant à la vue, elle n'opposent à certains traitements pharmaceutiques qu'une très faible résistance. Le mal, si on peut s'exprimer ainsi, n'a pas de profondes racines. Né d'un baiser un peu trop vif du soleil qui a mis en fermentation le pigment colorant qui court sur la peau, il demande, pour sa guérison complète, la suppression absolue de l'astre, auteur de tout le... désastre. Qu'on nous pardonne cette exécrable plaisanterie ; nous avons si rarement l'occasion de rire un peu! De l'ombre donc et de la fraîcheur, avec quelques lotions topiques que le médecin vous indiquera.

Il arrive parfois, pour un motif ou pour un autre, que les taches de rousseur mettent plus de difficultés à s'enlever. Si le cas se présentait, on ferait usage de l'acide phénique, remède souverain qui, comme don Guzman, ne connaît pas d'obstacles. Seulement, pour l'emploi de ce remède quelque peu délicat, il faut bien se rappeler que la tache seule, dans toute son étendue, et rien que dans son étendue, doit en être touchée. Lorsque l'acide aura séché et ne laissera plus, l'évaporation faite, qu'une petite cicatrisation, on peut enlever la croûte du bout de l'ongle et, très peu de temps après, l'épiderme reprendra « sa sérénité première ».

Au nombre des éphélides se peut ranger le hâle qui éprouve si rudement la peau des campagnards, ces rudes remueurs de terre toujours courbés sur la charrue et sous le soleil et qui, pour toute la vie, se colle comme un masque sur l'épiderme grenu des gens de mer.

A propos de masque, mentionnons la coloration si bizarre qui s'épand sur le visage des femmes, vers les quatrième et cinquième mois de la grossesse. Ce sont là des éphélides occasionnelles qui disparaissent avec leurs causes efficientes.

XXI. — L'HERPÉTISME.

On pourrait nous reprocher de ne pas avoir encore parlé de cette affection si commune et dont les manifestations ne sont que trop fréquentes, mais qui, jusqu'à ces derniers temps où d'ingénieux praticiens s'en sont résolument occupés, cachait avec obstination sa véritable origine. En réalité, le nom *d'herpès* jetait sur la maladie comme un petit air mystérieux, on allait jusqu'à prononcer devant cette simple éruption cutanée le nom tragique et formidable de la lèpre. Heureusement que la peur est ici comme en beaucoup d'occasions, beaucoup plus grande que le mal. Quelques petits boutons à base enflammée; quelques ulcérations blanchâtres qui affectionnent particulièrement les lèvres et les ailes du nez, et c'est là tout. Mentionnons pourtant la présence de l'herpès dans certaines maladies dont il annonce l'heureuse terminaison. Qui de nous, après une nuit où la fièvre nous a méchamment tournés et retournés sur notre couche n'a constaté à divers endroits du visage la présence de petits boutons, dont la naissance, aussi rapide que celle des champignons, semble presque aussi inexplicable que la reproduction du légendaire cryptogame. A cette éruption gênante bien plus que douloureuse, le public donne vulgairement le nom de *boutons de fièvre*. Il ne faut pourtant pas crier victoire avec un si déplorable abandon. Ces boutons, dont nous venons de signaler l'absolue innocuité, deviennent parfois très entreprenants, et comme pour échapper aux pâtes et lavages dont ils sont menacés, soit que l'on emploie l'eau blanche, le lycopode ou tout simplement de la fécule de pomme de terre (on voit que cette thérapeutique n'a rien de funèbre) ils se réfugient sournoisement jusqu'au fond de la gorge d'où le médecin ne tardera pas à les chasser.

Cette affection, on peut s'en apercevoir, nous la présentons sous un aspect légèrement folâtre. Il ne s'en suit pas qu'elle n'ait au point de vue physiologique une très grande importance. Il est des gens qui naissent herpétiques, comme il est aussi des gens qui sont absolument réfractaires à l'herpès ou à toute autre éruption. Ces derniers semblent jouir comme d'une grâce d'état, mais hâtons-nous de dire, tout en le regrettant, qu'ils sont peu nombreux. En un mot, ce qui n'est chez certains qu'un accident purement pathologique est, chez d'autres, endémique au premier chef.

On comprend que ces éruptions, toujours extérieures, compromettent singulièrement la physionomie et altèrent la pureté de la peau. Beaucoup de gens ont la faiblesse de tenir à l'absolue netteté de l'une ou de l'autre. Nous avons eu des malades que la présence d'un bouton sur le nez ou sur telle ou telle autre partie du visage faisait horriblement souffrir, — souffrance toute morale, bien entendu. Outre quoi, l'herpès n'ayant pas de caractère nettement défini peut, à certains yeux prévenus, passer pour une éruption particulière, malignement rattachée à des causes que l'on devine et sur lesquelles nous n'avons pas à nous étendre.

Cette excessive irritabilité, que l'on constate chez les personnes atteintes d'une déformation quelconque mais extérieure, devient aussi le triste privilège des herpétiques. Las de lutter contre un mal qui défie toute la science médicale et pharmaceutique ; après avoir épuisé l'amidon, le soufre, etc., etc., ces malheureux finissent par s'écrouler dans une hypocondrie qui les rend insociables, intolérables à eux-mêmes et aux autres. Nous avons vu de ces malades qui, après avoir usé de tous les expédients, et après en avoir infructueusement usé, avaient recours, pour faire disparaître ces odieux boutons, aux subtances les plus corrosives, transformant ainsi en cicatrices dont l'origine au moins restait inconnue une éruption qui, comme nous l'avons dit plus haut, prêtait à de fâcheuses interprétations.

Après avoir mis, peut-être un peu brutalement le doigt sur la plaie, n'essaierons-nous pas de la guérir ?

Avec bien d'autres de nos confrères nous recommanderons l'air pur, le séjour à la campagne, la vie aux champs. Que si, par position sociale, on est condamné à la résidence urbaine, suivre strictement un régime particulier. Le régime végétarien sera de rigueur, ainsi que les viandes grillées. Comme boisson, du lait ou de la bière ; pas de café. Pour l'extérieur, bains amidonnés et onguents spéciaux dont le médecin donnera la formule. Et surtout calmer par tous les moyens l'irritabilité nerveuse qui entretient l'aigreur du sang, favorise et perpétue l'éruptivité.

II

LE VÊTEMENT

I. — LES CHEMISES ET LES COLS.

La chemise, dans l'histoire de la toilette, occupe une place infiniment intéressante. Rien qu'à prononcer ce vocable suggestif, on évoque malgré soi des images qui troublent singulièrement le sang le plus lent à se réchauffer.

La chemise! C'est notre vêtement intime, celui qui nous touche de plus près, celui qui ne nous quitte jamais, ou *presque* jamais, vêtement scabreux au premier chef, mais nécessaire, et dont nous avons fait un instrument de torture, avec un col pour carcan.

J'ai dit un instrument de torture et je ne retire pas le mot.

Rien, certes, à un certain point de vue que je n'accepte qu'avec force restrictions, n'est plus agréable à certains yeux que la vue d'un habit noir très correct, s'ouvrant sur un gilet très-évasé, qui lui-même s'ouvre sur un plastron de chemise éclatant de blancheur. C'est là le triomphe du costume moderne, l'ornement des soirées, la gloire du *tailor* et de la bonne faiseuse. Nous en convenons, nous-mêmes étant, par profession, forcé de suivre le courant de la mode, non par goût personnel, mais *parce qu'il le faut*.

Si nous étions libre d'agir à notre guise, sans provoquer l'hilarité si facile ou la critique si acerbe de nos contemporains, nous nous affranchirions bien vite de ces tyranniques chemises raides, empesées, qui nous donnent des attitudes de mannequins mécaniques.

Partisan de la libre expansion des mouvements et des gestes, où la nature peut se développer dans toute sa force et dans son intégrité absolue, nous sommes par conséquent l'ennemi né de tout ce qui est susceptible d'enrayer ou seulement de gêner et contrarier la gymnastique nécessaire de nos muscles.

Or, rien n'est plus nuisible à cette gymnastique naturelle que ces odieuses chemises raides, empesées, comme en bois, qui nous enserrent, nous emprisonnent, nous *encagent* et nous *pantinisent* (pardon du néologisme).

Ce n'est pas d'ailleurs la première fois que nous nous surprenons à envier le sort des Orientaux, chez qui les *repasseuses* sont absolument inconnues.

Leurs étoffes très molles et très larges se prêtent sans difficulté à toutes les inflexions du corps. Ils n'ont pas la préoccupation d'un bouton qui ne tient pas dans sa boutonnière, d'un col dont les pointes sont inégales, d'un plastron qni se plisse désagréablement. Autant de gagné pour l'esprit, qui, dégagé de toutes ces mesquines préoccupations, a son libre exercice et reconquiert toute sa dignité. Car les Orientaux sont dignes, et c'est peut-être à la simplicité de leur costume qu'ils doivent cette qualité.

Nous savons parbleu bien que l'inclémence de nos climats et une certaine pudeur conventionnelle nous empêchent, comme on dit, d'aller tout nus, mais entre les extrêmes n'y a-t-il pas toujours un moyen terme auquel on pourrait se tenir? Les chemises amples, larges (nous insistons), d'étoffe molle, de flanelle, par exemple, nous semblent offrir à tous les points de vue, et surtout au point de vue hygiénique, celui que nous visons principalement, des garanties beaucoup plus sérieuses que les affligeantes cotonnades qui nous reviennent si ridiculement empesées de chez nos blanchisseuses.

Enfin, la mode le veut, et la mode est plus forte, beaucoup plus forte que toutes les Facultés de médecine réunies.

Et pour couronner cette philippique contre la chemise moderne, rééditons un vieux conte oriental, qui ne manque pas d'une savoureuse philosophie.

Un Abdul quelconque s'ennuyait ferme à Bénarès, sur son trône.

— Je suis malheureux! avoua-t-il à un de ses bonzes. Si tu ne trouves pas le moyen de me distraire de cette mélancolie qui me tue, je te fais couper la tête.

Le bonze réfléchit, puis d'un ton pénétré :

— Majesté, il faudrait, pour que vos vœux fussent réalisés, trouver un homme heureux dans votre royaume et vous revêtiriez sa chemise.

— Va, cours, vole, dit le radjah, et amène-moi cet homme mort ou vif!

Le bonze s'en alla. Après avoir longtemps cherché, il finit par découvrir un pauvre diable qui avait eu la faiblesse de confesser son bonheur, n'ayant besoin de rien, n'enviant rien et ne connaissant rien.

On le conduisit à la cour et là, devant le radjah, on le déshabilla.

Cet homme heureux n'avait pas de chemise!

II. — LA TOILETTE DE NUIT.

La toilette de nuit sera des plus sommaires. Une chemise de toile très longue, mais sans boutons et lâche de partout. Qu'on la retienne pourtant au col et aux poignets au moyen d'un lacet qui ne sera noué que juste ce qu'il faut pour tenir.

En cas de transpiration trop abondante, changer de linge. Le plus souvent sera le mieux.

Nous ne nous livrerons pas à de violentes diatribes contre le bonnet de coton. Le *casque à mèche*, qui a été si ridiculisé, est encore la meilleure coiffure de nuit, quand on se croit obligé d'en porter une. Il vaut cependant mieux dormir tête nue, et il n'est pas difficile de s'y habituer.

III. — LA FLANELLE

Et surtout, quand vous avez contracté, pour une raison ou pour une autre, l'habitude des gilets de flanelle, n'ôtez jamais votre gilet.

Qu'il fasse froid, pendant tout l'hiver, que vous le gardiez comme doublure perpétuelle de votre peau, rien de plus naturel.

Mais il est à craindre qu'en voyant le soleil bondir tout à coup dans un ciel de printemps, en sentant les chaudes effluves que distille l'astre nouveau et joyeusement salué par ses millions d'amants, il est à craindre, dis-je, que cette idée saugrenue vous vienne de planter là la flanelle et de vous en aller, sottement enorgueilli d'avoir rompu avec une convention ridicule. Non, mille fois non, n'ôtez pas votre gilet de flanelle.

Ah ! il vous a fallu de la flanelle, vous serez désormais la chose, l'esclave de cette flanelle.

C'est la flanelle de Nessus.

Faites comme ce bon bourgeois, qui, parti au commencement de l'été pour une station balnéaire, s'aperçut en défaisant sa malle qu'il avait oublié ses gilets de flanelle. Il reprit immédiatement le train pour les aller chercher.

En somme, qu'est-ce que la flanelle? Pas autre chose que de la laine, qui a subi une préparation spéciale. Mais dans le commerce vous trouverez, pour divers prix, depuis les plus mesquins jusqu'aux plus extravagants, différentes variétés de flanelle qui, — comme la fameuse réglisse des gendarmes — ne seront pas de la flanelle.

Commerçant est aujourd'hui synonyme de défiance.

Comment en arrive-t-on à porter de la flanelle! Voici : vous toussez devant un ami :

Lui. — Vous toussez ? faible ami.

Vous. —Oui, je suis enrhumé depuis une huitaine de jours, mais j'espère que ça ne sera rien.

Lui (*gravement*). — Un rhume est toujours un rhume. Est-ce qu'on sait, avec des organisations capricieuses comme les nôtres? Ne craignez-vous pas une pleurésie?

Vous. — Tiens, vous me rassurez tout de suite, encore.

Lui. — Dame, on tient à ses amis. Le mal arrive si vite. A votre place...

Vous. — A ma place, que feriez-vous?

Lui. — Moi, je porte de la flanelle.

Vous. — Ce qui ne vous empêche pas de tousser toute la journée, comme si vous passiez votre temps à aspirer du phosphore.

Lui. — Oui, mais si je ne portais pas de flanelle, je ne tousserais plus.

Vous. — Comprends pas.

Lui. — C'est, parbleu, bien simple; sans mes gilets, mon ami, je ne pourrais certainement pas causer avec vous comme je le fais maintenant. (*Il rit*)

Vous. — Bon, bon, je saisis.

Lui. — Ce n'est pas malheureux.

Vous vous en allez rêveur. Quoi! de la flanelle, à trente ans! N'est-ce pas le comble du grotesque? Bon pour mon concierge, ça.

Puis voici l'obsession qui commence: flanelle par-ci, flanelle par-là, la flanelle hante votre cerveau, et fait si bien qu'un soir, en rentrant chez vous, vous vous trouvez sous le bras une demi-douzaine de gilets fabriqués avec cette étoffe, dont vous laissiez si dédaigneusement l'usage à votre concierge.

Notez que vous n'en aviez nul besoin. Un rhume se soigne et se guérit autrement que par la flanelle. Si encore vous étiez affligé de sueurs nocturnes;

oh! alors, je comprendrais la flanelle; je l'exigerais même; si, de complexion très faible, vous couriez, au moindre refroidissement, au premier courant d'air, le risque d'une bronchite, vous adoptiez ce lainage préservateur, je serais là pour vous approuver; mais sans rime ni raison, par pusillanimité, s'asservir à une coutume si tyrannique, s'inféoder à tout jamais à la flanelle, c'est pure folie.

Autre chose est de s'en faire des habits. La flanelle, été comme hiver, par les froids les plus rigoureux comme par les plus intenses chaleurs, est merveilleusement indiquée comme costume. Les Orientaux en savent quelque chose. Triompherons-nous encore une fois de ces sots préjugés qui font aujourd'hui la règle, sous laquelle nous nous courbons tous, les uns par nonchalance, les autres par habitude moutonnière? Nous ne le croyons pas.

IV. — LE CORSET

Il semblerait que la race humaine, menacée d'une irrémédiable déchéance prenne un plaisir satanique à précipiter la catastrophe où elle doit un jour ou l'autre misérablement sombrer. Notre société, qui se prétend à l'avant-garde de la civilisation et qui n'est, en somme, que *fin de siècle*, a vivement reproché aux Chinois la singulière coutume de rapetisser outre mesure les pieds de leurs femmes. Il n'en est pas moins vrai que les Chinoises sont essentiellement et remarquablement prolifiques et que leur race, loin de s'éteindre, menace les vieux continents d'une perpétuelle invasion. Pendant que nous nous morfondons, geignant et pestant contre une dépopulation qui est bien la caractéristique d'un dépérissement général, eux, les Chinois, procréent à outrance et répandent dans le monde entier leurs vivaces produits, à ce point que l'Amérique s'est vue forcée, pour arrêter ce torrent humain, de lui jeter comme digue, une loi aussi singulière que prohibitive. Et cette dépopulation qui, aujourd'hui, dans les plus hautes sphères gouvernementales est l'objet des plus graves soucis, il ne faut pas aller bien loin pour en trouver les tristes causes.

Malthus a vu enfin s'épanouir dans notre Société anémiée ses monstrueuses théories. Pendant assez lontemps il a été de bon goût dans certaines familles qui se disaient *very select* de n'avoir pas d'enfants ou seulement un ou deux. Encore arrivait-on à se les procurer. Aujourd'hui il n'est plus sûr qu'on y arrive même en se donnant beaucoup de mal. Les faubourgs parisiens, dira-t-on, pullulent d'enfants, mais ces enfants, examinez les de près et dites-moi quelle génération nous prépare ce tas d'êtres exsangues, malingres, rachitiques, portant dans toute leur personne le stigmate ineffaçable des vices héréditaires qui les tueront, les uns au berceau, les autres en pleine expansion de vie. C'est fatal, et c'est juste, hélas !

Les femmes du peuple, ou du moins elles sont en minorité, ne portent presque jamais le corset trop serré qu'impose la mode; aussi enfantent-elles volontiers, plus souvent qu'à leur tour, comme elles disent dans leur pittoresque langage. Le corset! Voilà une des causes les plus ordinaires du mal dont nous nous plaignons avec tant d'acrimonies. Oui, cet étrange instrument, fait de soie, d'acier et de baleines, bon tout au plus pour un Musée de Cluny quelconque, n'est autre chose qu'un maudit engin de destruction, plus redoutable cent fois que le minotaure de Crète et la bète du Gévaudan. Il ne se contente pas de supprimer l'enfant ; petit à petit il déforme la mère, lui déplace ou lui dénature tous ses organes, en fait la créature extraordinaire que nous voyons aujourd'hui, poupée articulée et savamment fanfreluchée, mais la femme, non pas.

Et nous en sommes arrivés, nous autres hommes, à cette extravagante déviation du sens plastique qu'une taille de guèpe est le *nec plus ultra* de notre idéal feminin. A force de l'entendre dire, et pour nous plaire, les jeunes filles se *corsettent* misérablement, se serrent à éclater, et ne s'aperçoivent pas que tout simplement ces efforts surhumains, qu'elles font pour nous être agréables et pour réaliser ainsi une esthétique que nous leur avons imposée, les acheminent à un suicide lent, mais inévitable.

Et ce n'est pas sans une secrète humiliation que nous évoquons, à la fin de cette diatribe, les superbes formes des femmes de Sparte, d'Athènes et de Rome, dont les bustes si pures et si pleins font l'ornement de nos musées et devraient nous servir d'exemple ou de leçon. Nous évoquerons aussi nos aïeules, les Gauloises, blondes et plantureuses filles, aux longs cheveux d'or, à la poitrine large et ferme, aux yeux bleus, si vivants et si lumineux. Elles ne savaient pas tourmenter l'œuvre de la nature et peut-être eussent-elles considéré comme un blasphème toute tentative faite en vue de gêner son expansion et d'attenter à son harmonie splendide et logique à la fois.

Si le corset n'a pas trouvé en nous un fanatique admirateur, nous ne ferons certes pas de réclame au lait *mamilla* qui coule à flots entre les colonnes de tous les journaux parisiens.

Ne pouvant abolir cet odieux et meurtrier corset, nous conseillerons à nos lectrices, quand elles se trouveront toutefois dans un état normal (et nous prions que l'on tienne bien compte de notre observation), des lotions d'eau froide, que l'on n'a pas besoin d'acheter au poids de l'or chez les pharmaciens. L'eau des fées elle-même ne vaut pas celle des puits, appliquée aux charmes si savoureux dont nous nous occupons.

V. — LE GILET.

Tout complet nécessite un gilet. Nous n'y voyons pas de mal, et nous ne ferons pas à cet inoffensif complément du costume moderne les honneurs d'une longue diatribe.

Large, ample, étoffé, s'arrondissant sur un abdomen opulent et bordé d'une chaîne d'or qui retient captive une montre de prix, le gilet ne laisse pas que d'être considéré.

Le gilet de soirée, très découvert, un soupçon de gilet, a, paraît-il, quelque élégance, mais il présente aussi cet inconvénient que, trop serré, il entrave la digestion, et suscite des maux de tête et d'estomac. Déserrez les boucles, autant que possible.

Encore une fois, que notre organisme évolue en liberté.

VI. — LE PANTALON.

Rien qu'à la forme du pantalon... Ne voilà-t-il pas que nous nous mettons, nous aussi, à fredonner un couplet de café-concert, complètement dépourvu de distinction, mais qui ne manque pas, en somme, d'une originale pîtrerie.

Nous ne voulons pas nous étendre sur les multiples avatars du pantalon à travers les âges. La *braga* latine se retrouve encore de nos jours en Bretagne sous le nom de *braies*, sans parler de bien d'autres modes qui n'ont pas encore assez été transformées pour qu'on ne reconnaisse pas en elles le patron originaire. Le pantalon, lui, est essentiellement moderne. Il a succédé directement à la culotte, dont il porte toujours, mais indûment le nom. Décrire la culotte, qui dessinait parfois avec une naïve crudité les formes les plus... intimes de nos respectables aïeux, serait presque un pléonasme, d'autant plus que dans certaines parties de la

France, chez de très-vieilles gens qui n'ont su ou pu se plier aux caprices de nos costumes, la culotte n'est pas le moins du monde tombée en désuétude. Avait-elle au moins quelque avantage sur le pantalon, sur nos affreux pantalons à nous ? Aucun, à part le moulage absolu des jambes et des cuisses avec une petite nuance d'indécence qui, paraît-il, ne déplaisait pas à nos grands-mères. Hâtons-nous de proclamer que le pantalon, tel que nous l'entendons aujourd'hui, est tout simplement affreux. Nos grands tailleurs et nos coupeurs les plus expérimentés, les plus artistiques auront beau s'escrimer et jouer du ciseau, ils ne feront jamais que nos jambes nous aient été données par la nature pour être emprisonnées dans ces ridicules tuyaux dont la vanité humaine sait encore tirer parti.

Et qui se pique d'avoir la jambe bien faite, le mollet rond et ferme, la cuisse grassouillette et les parties postérieures opulentes commande à son sculpteur,non à son tailleur,un *collant*, dont un veston très-exigu fera valoir les corinfiques richesses, tandis que le pauvre hère, à l'égard de qui la nature s'est montrée plus que parcimonieuse, dissimulera ses échases ou ses allumettes dans les plis larges et flottants d'un pantalon qui ne sera pas loin de ressembler à un sac. Sous l'Empire, le pantalon à la houzarde était de mode, et à l'époque où nous écrivons, il n'est pas rare de voir passer sur nos boulevards d'anciens officiers sanglés dans leurs redingotes, le buste cambré et la jambe raide en d'extraordinaires *grimpants* évasés du haut et se terminant presque en pointe sur la botte qui complète l'ajustement. Certaines personnes, qui font un des ornements indispensables de la société moderne et dont il est bien difficile d'entretenir le lecteur le moins pudibond, ont arboré comme insignes de leur profession plus qu'étrange la casquette haute de plusieurs *ponts*, la cravate flottante et le pantalon dit à *pieds d'éléphant*. Ces innommables industriels pourraient bien s'habiller comme tout le monde, mais ils ont, semble-t-il, éprouvé le besoin comme d'une franc-maçonnerie du costume. C'est maladroit, mais cela ne manque pas d'une cynique bravoure.

Quoiqu'il en soit, cette mode absurde, grotesque, et qui fait frémir le bon sens, et qui renverse toutes les lois de l'hygiène, et qui confond toutes les lois de la statuaire idéale, cette mode, disons-nous, il nous l'a bien fallu adopter, et puisque nous sommes ses victimes, tâchons au moins de nous en accommoder de façon à ce qu'elle ne soit pas préjudiciable à notre santé. Car on ne s'imagine pas tout ce que peut avoir d'inconvénients un pantalon mal fait. L'entre-d'eux (shocking!) demande une certaine liberté ; le pantalon moderne la lui refuse absolument. Mais nous ne pouvons malheureusement insister sur ce sujet plus que délicat. Remontons un peu, s'il vous plaît, et venons-en à la ceinture. Le pantalon, presque toujours est trop lâche ou trop serré à la ceinture. Trop lâche, il favorise l'éclosion ou le développement des hernies ; trop serré, il nuit à la liberté des digestions, habitue le ventre à une compression anormale et est la cause de douloureuses et permanentes constipations dont l'organisme tout entier éprouve les tristes conséquences.

Pour remédier à cet état de choses que nous sommes bien obligés de subir,il a fallu inventerles bretelles. Encore est-il une hygiène des bretelles. Il faut qu'elles s'adaptent justement à la poitrine et aux épaules, de façon à ne gêner en rien le jeu des poumons et des omoplates. Ne pas être gêné par son pantalon et ses bretelles, ne pas y être trop libre non plus, telle sera notre conclusion.

VII. — LES BAS DE COULEURS.

Combien de fois ne nous a-t-il pas été donnéd'assister à ce spectacle du moins étrange : Une personne ôte devant nous ses bas qui sont, comme les bas modernes, d'une longueur inusitée, et ne voilà-t-il pas qu'à notre grande stupéfaction nous découvrons deux jambes vertes, bleues, rouges avec des raies versicolores et qui produisent le plus bizarre effet. Ce sont les bas qui ont déteint. Ce n'est rien moins qu'agréable à l'œil ; encore s'agit-il de savoir ce que la santé doit y gagner ou plutôt doit y perdre.

Nous n'apprendrons rien à nos lecteurs et à nos lectrices en leur dénonçant les procédés de teinture grâce auxquels on obtient ces couleurs vives et flatteuses qui exercent sur les femmes,et sur nous aussi,un attrait que nous pourions qualifier d'irrésistible. Si ce n'était qu'une question de bariolage, où serait le mal ? après tout. Malheureusement il s'en va d'autre chose ; il ne s'en va que d'un empoisonnement. Ce que nous avons dit des bonbons peinturlurés dont on gorge les enfants (1), nous le répéterons ici pour les bas des grandes personnes. Sans que nous ayons à insister autrement sur les substances toxiques dont on sature la laine, le coton ou la soie de vos bas, Mesdames, nous constaterons que leur usage est des plus dangereux, principalement pendant les chaleurs, époque où la peau, facilement devenue moite, permet, grâce au relâchement des pores, que le virus entre chez vous avec la plus extrême facilité. Vous nous répondrez que vous ne pouvez pourtant pas porter de chaussettes. Portez tout ce que bon vous semblera, mais pas de bas rouges, verts, jaunes, voire... de bas bleus.

VIII. — LA JARRETIÈRE.

En écrivant ce mot nous sommes, malgré nous et non sans une certaine mélancolie, incité à constater que les vieux usages vont chaque jour se perdant.

Notre siècle utilitaire broie, en marchant sous les gros souliers ferrés de son mercantilisme, tout ce qui jadis fut dans nos habitudes un peu naïf, un peu bébête peut-être, mais toujours charmant, toujours joyeux pour ceux qui ne cherchent pas la petite bête.

(1) Degoix, *Hygiène de la table*, Paris, 1892.

La *Jarretière de la mariée!* Cela n'invoque-t-il pas tout de suite au fond de la mémoire les rires sonores qui signalent la fin du repas de noces, alors que les faces s'illuminent largement, que les yeux ont des éclairs et que la romance tantôt grivoise, tantôt populairement poétique, fait le tour de la table jonchée de débris de volailles et tachée de liqueurs multicolores?

Et voici le tour de la fameuse jarretière, car on ne s'en ira pas sans arborer en un coin quelconque de son costume un souvenir de la mariée, pas un bouton de sa couronne d'oranger, mais un pouce d'une parure mystérieuse, située au bon endroit, et non apparente, ce qui serait en vérité trop simple. Il faut donc l'aller chercher là où elle existe cette jarretière.

Agréable *charge* (qu'on l'entende comme on voudra) dévolue au garçon d'honneur, et, c'est au milieu des éclats de rire les plus truculents que l'audacieux jeune homme, glissant sous la table comme une couleuvre, va conquérir le ruban convoité.

Il est là, tout préparé d'ailleurs, la rosette lâche et comme tombant d'elle-même. A peine un léger chatouillement, et le voilà propriétaire du mystérieux emblème.

L'usage, nous le savons, existe encore, mais il va se perdant; il est presque perdu.

Mais ne nous laissons-nous pas trop entraîner par le plaisir de raconter des histoires anciennes?

N'oublions pas que la jarretière n'est pas seulement un instrument de distraction pour un jour de noces. Elle sert avant, elle sert après, et n'est nullement négligeable dans ses rapports avec le bas de ces dames.

La mode est aujourd'hui de porter les bas très hauts, et nous n'y voyons aucun mal. Cette mode, nécessairement, n'a pas simplifié le rôle de la jarretière et c'est précisément le contraire qui est arrivé. Une question palpitante s'est soudain dressée dans le cerveau fécond de nos lectrices, et quelques-unes d'entre elles ont bien voulu s'adresser à nous pour se former à ce sujet une opinion invariable.

Il ne s'agit de rien moins que de savoir si la jartière doit être attachée au-dessus du genou ou au-dessous. Jusqu'à ces temps derniers, la place de la jarretière nous semblait naturellement fixée un peu au-dessus du mollet, mais nous avons appris depuis que les bas ayant atteint des dimensions exagérées et grimpant presque jusqu'à la ceinture, ces dames se les attachaient bien au-dessus du genou.

Rien de mieux et nous ne récriminons pas, bien que nous aimerions mieux que ces mêmes bas fussent attachés à la ceinture même. Et peut-être obtiendrions-nous gain de cause, si la jarretière, instrument de prosaïque nécessité, n'avait été transformée en ornement. On se met bien des rubans au corset, pourquoi la jarretière elle-même ne serait-elle pas un ruban bleu, blanc, jaune, vert, selon les couleurs préférées de l'intéressée, ou de..... celui qui l'intéresse ?

Quoiqu'il en soit, nous désapprouvons tous liens qui exerceraient sur les chairs une trop forte pression. Il nous a été plus d'une fois donné de signaler sur certaines jambes, de notables excoriations et cicatrices dont l'origine est de se mal jarreter, toujours au même endroit et toujours trop serré.

Qu'on y fasse bien attention ; rien, dans notre costume, ne doit attenter à la liberté de la circulation du sang sous peine de maladies très difficiles à guérir lorsqu'elles se sont déclarées. Gare donc les varices, les engorgements, voire les paralysies partielles qui seraient inévitablement la part de ceux que nos prescriptions ne sauraient émouvoir.

Encore une fois, Mesdames, laissez-nous vous conseiller de soigner vos jarretières. Il n'est pas de petits détails quand il s'agit de votre santé.

IX. — LA CHAUSSURE

Lorsque nous parlerons des chapeaux, nous leur donnerons, en vertu de la place éminente qu'ils occupent, une importance qu'ils méritent d'ailleurs, mais nous pourrions peut-être utiliser pour la chaussure quelques-unes de nos formules laudatives. Le faîte et la base sont deux parties notables de l'édifice auxquelles nous ne saurions trop recommander d'attacher le plus grand intérêt. La question du chapeau, nous la traiterons avec un soin que l'on pourra peut-être trouver méticuleux ; nous ne croyons pas devoir refuser à la chaussure la même conscience et la même sollicitude.

Qu'on nous permette ici une légère observation qui pourra paraître légère aux gens soi-disant sérieux mais qui vient à point à l'appui de notre thèse.

Paris, et mes chères lectrices, je l'espère, ne me démentiront pas, Paris, dis-je, regorge de gens désœuvrés et quelque peu fantasques qui passent leur existence à la poursuite des femmes pour peu que sous leurs jupes brodées et légèrement relevées, le plus souvent intentionnellement, elles exhibent les grâces et les attraits invincibles d'un bas blanc bien tiré sur une cheville au galbe exquis, terminée par un pied cambré, ferme et d'une exiguité presque chinoise.

Ces dames elles-mêmes comprennent si bien le sortilège distillé par ces chaussures perverses que celles d'entre elles que la nature marâtre a dotées de pieds démesurés portent toujours de longues robes pudiques qu'elles ne soulèveront que dans les circonstances exceptionnelles, alors qu'elles seront bien sûres que cette innocente manifestation n'aura ni spectateurs, ni critiques. Le contraire arrive pour celles dont les pieds ont les qualités que nous apprécions si vivement.

Les chaussures qui trahissent la forme des pieds, et de ceux qui nous enchantent par leur attirante petitesse, et de ceux qui nous éloignent par leurs dimensions exagérées, les chaussures doivent donc être l'objet de nos méditations les moins frivoles.

Elles seront conformées en raison de la profession de ceux qui les portent. Il est évident que le parisien flâneur, habitué du bitume, ne saurait être chaussé comme un facteur de campagne forcé par tous les temps, de cheminer quand même, à travers la boue, les flaques d'eau, la neige, etc. L'un portera, cela va sans dire, des chaussures fines, élégantes, molles, l'autre se servira de bottes solides, ornées de gros clous, mais qui ne gêneront cependant pas la liberté des pieds.

Que le Ciel surtout nous préserve des chaussures trop étroites ! C'est là la source incontestée, la lugubre origine des cors, oignons, œils de perdrix, excroissances malencontreuses, à jamais maudites et dont les souffrances ne sont pas à raconter.

Les mêmes inconvénients se produiront si vous avez l'imprudence d'adopter des chaussures trop larges.

Ai-je besoin de m'étendre plus amplement sur ce sujet si connu ?

La mode était venue, ces temps derniers, de porter des souliers ou des bottines, d'où le talon semblait avoir été absolument banni. Cette mode absurde, nous l'avons déplorée comme il convenait. Elle tend à disparaître aujourd'hui, et nous aplaudissons, au nom de l'équilibre normal du corps qui nous semblait gravement compromis. Les talons moyens seront adoptés de préférence.

Et ce rôle de la chaussure est tel que si nos soldats, en 1870, avaient été mieux chaussés, nous n'aurions peut-être pas éprouvé ces désastres que nous avons su d'ailleurs si noblement réparer.

X. — LES GANTS

Nous avouons ingénument ne pas savoir si les

anciens ou du moins ceux que l'on est convenu d'appeler ainsi, bien qu'ils nous paraissent et qu'ils soient réellement et relativement très modernes, portaient des gants ou même les avaient soupçonnés.

Nous ne doutons pas que les Lapons et les Samoyèdes, perdus continuellement au milieu des glaces infondables, n'aient été d'instinct conduits à se protéger les mains contre les morsures du froid. Depuis longtemps, et, on peut le dire, de toute éternité, ils s'étaient servis, pour s'oindre le corps intérieurement et extérieurement de l'huile qu'ils tiraient en abondance du phoque et de la baleine.

Ne serait-ce pas à eux que l'on doit la découverte de l'huile de foie de morue? C'est là une question qu'il nous faudra étudier plus à loisir.

Nos aïeux à nous, avaient le gantelet de fer. Volontiers ces géants se couvraient, pour combattre, de bonnes cuirasses et de cottes de mailles, de cuissards, de brassards, de casques hermétiquement clos, et ils n'avaient pas naturellement négligé les mains. Quand ils rentraient dans ce que l'on est convenu d'appeler la bonne société, inutile de dire qu'ils abandonnaient au vestiaire tout cet attirail belliqueux, et ils se présentaient très bien sans avoir même aux doigts le petit bout de gant que les Canaques s'ajustent si pittoresquement en un certain endroit qu'il serait par trop impertinent de préciser.

A quelle époque remonte donc l'usage des gants? C'est ce que nous ne saurions révéler à nos lecteurs qui vont nécessairement nous accuser d'être peu documentaire. Qu'importe d'ailleurs? Nous ne voulons pas faire l'historique du gant. Il nous suffit de le prendre tel qu'il est dans les temps actuels, et nous nous réjouissons d'être si bien tombé, car jamais on n'a vu pareille orgie de gants. C'est à croire que la transpiration des mains s'est accrue dans de notables proportions ou que l'on a plus ou moins à dissimuler un manque absolu de propreté.

Nous nous en voudrions de critiquer avec trop de sévérité l'usage des gants dans la société moderne. Tout Grenoble s'insurgerait contre nous.

Et ces gants sont tellement entrés dans nos mœurs, y sont si profondément ancrés qu'on ne saurait guère ou assister à quelque cérémonie, ou accomplir quelque acte solennel de l'existence, ou faire une simple visite sans se vêtir les mains d'une peau plus ou moins fine et diversement colorée.

Jadis le gant blanc était en faveur. Les jeunes mariés et les militaires seuls le portent aujourd'hui. Les jeunes provinciales portent volontiers des mitaines.

Les gants paille ont vécu ; le rouge bœuf a prévalu et est encore aujourd'hui en vigueur.

Le gant noir a résisté à tous les assauts ; il est de toutes les fêtes, comme de tous les deuils et termine fort bien une redingote de même couleur.

Bref, à l'heure où nous écrivons, le gant s'est si bien indentifié à la main qu'il se substitue à elle dans certaines occasions.

Avez-vous à venger une insulte dans le sang d'un adversaire que vous ne méprisez pas assez pour ne pas vous battre avec lui, vous ne le souffletez plus de la main nue. Négligemment vous lui effleurez la joue du bout de votre gant, et cela suffit.

Ces mêmes gants vous serviront à tenir l'épée, à moins que les témoins n'aient prescrit le crispin ou gant de combat.

Cependant, pour la prestation de serment et la signature de certains contrats, les gants, de quelque couleur qu'ils soient, sont rigoureusement proscrits.

Les gants de peau ne préservent pas de la chaleur. Au contraire, en comprimant les doigts et le poignet, ils arrêtent où gênent beaucoup la circulation du sang dans cette partie du corps et amènent par là un refroidissement souvent douloureux.

Que si, en portant des gants, on n'a pas pour but de développer un peu de chaleur sur une partie naturellement très exposée au froid, il faut choisir le vulgaire gant de filoselle qui a ce double avantage de favoriser l'action de l'air sur la peau et l'évaporation. Outre quoi il laisse libre les mouvements des doigts. Seulement voilà : il n'est pas du dernier *chic*, comme on dit, il se contente d'être utile et il paraît que ce n'est pas toujours assez.

Nous le répétons, c'est affaire de mode et nous ne nous sentons ni la force ni l'audace de lutter contre la reine du jour.

XI. — LE CHAPEAU

Qui sait si, dans l'avenir nous n'aurons pas, nous aussi, la gloire bien plus que centenaire d'Aristote d'avoir écrit un chapitre sur les chapeaux ? Le célèbre péripatéticien n'a jamais, nous en mettrions au feu nos mains préalablement recouvertes d'amiante, parlé dans ses dogmatiques ouvrages des chapeaux des ses contemporains; mais je ne peux soupçonner Molière d'ignorance, et, ma foi, j'aime mieux croire Molière que d'aller voir à travers un tas de chapitres grecs celui que le sieur Aristote a fait l'honneur de dédier aux coiffures de la presqu'île hellénique. Au milieu des âpres tristesses dont son œuvre est pleine, l'auteur du *Misanthrope* avait de fugitifs éclairs de plaisanterie, histoire de nous dorer la pilule.

Quoiqu'il en soit, la coiffure moderne a droit à toute notre attention, pour ne pas dire à toute notre sollicitude.

Comme on sait, elle est diverse, multiple, insatiable de transformations et de réclames, depuis le *haut de forme*, généralement adopté par la *gentry* gentilhommière et bourgeoise, jusqu'au fameux béret récemment préconisé, avec le fracas que l'on sait par les étudiants, toujours en passant par une incalculable variété de formes intermédiaires où les *melons* et les *tyroliens* ont tour à tour joué des rôles prépondérants. Il n'est pas jusqu'au *sombrero* qui n'ait eu droit de cité chez nous et sous les larges ailes duquel s'abritent encore quelques fronts pensifs de conspirateurs et de luxuriantes chevelures de jeunes et intrépides chercheurs de rimes. Un fait certain, c'est qu'il n'y a plus aujourd'hui, à proprement parler, de coiffure nationale. Gibus est mort, il n'y a pas déjà si longtemps, et son établissement qui avoisinait la place des Victoires a totalement disparu. Gibus n'en restera pas moins l'inventeur du premier chapeau qui ait fondé l'unité de la coiffure française. On ne dit plus : « j'ai mon Gibus » parce que l'expression a vieilli, mais on n'en a pas moins le « tuyau de poêle » du célèbre inventeur.

Le chapeau, dans l'habillement général, occupe une place dont on ne peut pas ne pas tenir compte. Il a cet auguste honneur de protéger sous ses larges ailes et sous sa coiffe cylindrique la partie de notre personne la plus importante, la plus essentielle. C'est en effet le cerveau qui contient cette pensée, cette terrible pensée humaine qui a tant bouleversé le monde, tant semé de désastres à la surface de ce globe terraque ; mais qui a aussi, il faut bien le reconnaître, si magnifiquement ennobli et anobli l'espèce humaine.

On ne saurait donc trop avoir d'égards pour cet engin indispensable, mais on ne doit non plus rien négliger pour le rendre facile à porter, pour concilier les nécessités de l'hygiène avec nos tendances innées à l'élégance.

Il arrive trop souvent que la coiffure serre la tête d'une façon anormale et devient ainsi la cause insoupçonnée de multiples et très douloureuses migraines. Dans le cas contraire, le chapeau manque absolument son but. Car, entendons-nous bien, il peut-être un objet de luxe, mais il doit contribuer dans la mesure de ses moyens à la conservation du moule auquel il s'adapte plus ou moins heureusement. La conformation de la tête chez l'homme (la dissemble d'individu à individu. Il n'est pas deux crânes qui aient le même module, pas plus qu'il n'y a dans un arbre, et alors ce serait une anomalie, deux feuilles qui se ressemblent identiquement.

Comme premier principe, il est nécessaire que la coiffure, quand elle est solide, s'adapte exactement à la tête. Pour arriver à ce résultat, il serait à souhaiter que chacun eût chez le chapelier la mensuration rigoureuse de son crâne. Le chapeau sera donc fait sur mesure.

Deuxième point, il devra être léger, aussi léger que possible et comporter dans sa fabrication autant de liège que l'on y pourra introduire.

Troisième point; au sommet, dans les côtés, à la base, il sera pratiqué des ventilateurs qui rafraîchiront les têtes trop promptes à s'échauffer.

Et quand toutes ces conditions seront réunies, alors seulement on pourra se piquer d'avoir une coiffure hygiénique. Les cheveux s'en trouveront bien et la transpiration crânienne s'effectuera sans aucune difficulté.

Puisque nous parlons de coiffure nous ne devons pas négliger de nous occuper de celle ou mieux de celles que portent nos soldats. Le képi léger, à large visière nous semble jusqu'ici préférable à tout ce qui a été tenté en ce genre (1). On s'occupe beaucoup au ministère de la guerre de la forme de coiffure que l'on adoptera décidément pour la cavalerie et l'infanterie. Nous abandonnons la ca-

(1) Voyez Morache, *Traité d'Hygiène militaire*, 2e édition, Paris, 1886, et Ravenez, la *Vie du soldat au point de vue de l'hygiène*. Paris, 1889.

valerie, mais pour l'infanterie nous désirons quelque chose de léger, de peu encombrant, qui ne comprime pas la tête et, les jours de marche, ne s'oppose pas à la transpiration naturelle. Pourquoi ne pas employer le liège plus qu'on ne le fait? Voyez les Anglais.

Nous profiterons de l'occasion pour protester véhémentement contre l'usage que l'on voudrait introduire parmi nous du béret et des coiffures de laine. Elles sont commodes ; elles sont économiques, et séduisent naturellement, étant plus maniables et plus durables, mais elles font *fermenter* la tête; mais elles interceptent la circulation de l'air ; mais elles sont la source de céphalalgies continuelles et tous ceux qui tiennent à leur liberté de cerveau doivent absolument les proscrire.

XII. — LES VÊTEMENTS D'HIVER.

A l'entrée de cette inhumaine, de cette inclémente saison, nous nous sentons toujours pris d'une profonde pitié pour ces pauvres diables qui rôdent dans Paris sans pain, sans feu, sans logis, dont la misérable carcasse, ridiculement trempée par la pluie, atrocement mordue par le gel, bafouée par toutes les intempéries du ciel, se promène, si étrange et si navrante, des fours à chaux ou des carrières de Clamart aux abris plus qu'insuffisants de la Villette ou de Rochechouart. L'œuvre de l'Hospitalité de nuit n'en peut mais ! (1) Tout est

(1) Voyez DuMesnil, *les refuges de nuit municipaux* à Paris (*Annales d'hygiène* 1887, tome XVII, p. 151) et *les étuves à désinfection dans les refuges de nuit à Paris* (*Annales d'hygiène*, 1890, tome XXIV, p. 214).

plein, tout regorge, tout pullule de ces grouillantes misères que nous sommes impuissants à soulager et que nous voudrions pourtant si ardemment voir une fois pour toutes disparaître de notre société.

Avant d'en arriver aux heureux de ce monde, qui peuvent suivre notre hygiène de l'hiver, nous devions ce tribut de commisération à ceux qui ne sauraient, et pour cause, profiter de nos conseils.

La question des vêtements nous préoccupera tout d'abord. La plupart de nos lecteurs ont, ainsi que nos lectrices, (nous en ferions du moins la gageure) l'habitude de se couvrir confortablement, de se barder de flanelles, de gilets fourrés, de redingotes ou de vestons de laine, le tout emmaillotté d'un pardessus ample, étoffé, chaud et le plus souvent enjolivé de fourrures, de ces bonnes et hypocrites fourrures que l'on fabrique si bien à Paris avec les zibelines de la Plaine Saint-Denis, les renards bleus de la forêt de Fontainebleau, les loutres de la Bièvre et les martres qui fréquentent nos égoûts sous le pseudonyme bien transparent de *rats moscovites*. Notre climat généralement très tempéré n'exige pas le moins du monde les fourrures dont on se plaît à s'emmailloter actuellement. Cette mode est devenue tout simplement une affaire de pose, et nous la déclarons préjudiciable au premier chef à la santé de ceux qui en font étalage. Quelle que soit la rigueur de la température, nous ne prescrirons ni l'astrakan, ni l'ours, ni le renard, voire le renard bleu. Laissons aux Samoyèdes leurs peaux de rennes et aux Russes leurs pelisses fourrées, et nous, gens de France, attendons que notre température, suivant la loi naturelle, soit devenue plus basse et plus insupportable. Cela viendra peut-être. Un léger foulard de soie autour du cou, un bon pardessus, des gants de laine, et nous défierons les plus atroces rigueurs de nos hivers qui ne sont rien moins qu'atroces.

Quand on a quelque intérêt à dissimuler une affection affligeante du nez, cet appendice si divers de formes et dimensions, nous admettons alors l'usage du cache-nez. Mais s'il s'agit de la gorge (car le nez n'a rien à voir là-dedans, en dépit du vocable précité) nous nous élevons de toutes nos forces contre l'usage de cette bande d'étoffe plus ou moins chaude, qui a la prétention de nous préserver du froid et qui est, pourrait-on presque dire, la source de toutes nos laryngites. O vous qui avez contracté la funeste habitude de vous entortiller le col (et je m'adresse aussi bien aux lecteurs qu'aux lectrices) dans les plis et replis de ce soi-disant *pararhumes*, tâchez de vous en débarrasser petit à petit. Le jour où vous y arriverez marquera la fin de beaucoup de vos misères.

Un adage qui faisait le fond de la philosophie ancienne nous semble ici de saison : *Ne quid nimis*, Ni trop ni trop peu. Ceci est d'ailleurs une affaire de tempérament.

Les personnes qui prennent beaucoup d'exercice, qui se livrent par exemple à des assauts réguliers dans les salles d'armes, à des maniements répétés de poids ou d'haltères dans les gymnases, assauts et maniements précédés et suivis d'ablutions froides, savent par expérience qu'une surcharge de vêtements les incommoderait fort, et s'habillent, pendant les mois terribles, d'étoffes que l'on est convenu d'appeler de *demi-saison*.

Pour les autres, nous ne pourrons que leur recommander de se maintenir toujours, autant que possible, à une température égale. Il ne faut pas craindre le froid, mais lutter contre lui, sans pourtant pousser le courage jusqu'à l'imprudence.

Entre la nourriture et le vêtement nous signalerons une connexité, que tout être raisonnable conçoit et reconnaît sans peine. Quiconque mangera en hiver des viandes rôties et saignantes arrosées de bon vin ne subira pas, comme ceux qui se nourrissent de fruits et de légumes et se détergent l'estomac à l'aide de boissons aqueuses, les influences de la température. C'est une vérité qui n'a pas besoin de démonstration.

L'homme qui mange bien et se nourrit de ces viandes dont nous parlions tout à l'heure porte en soi un combustible qui défie les baisses thermométriques les plus invraisemblables de nos climats tempérés. Nous recommanderons tout particulièrement le gibier, mais pris en quantité modérée, parce que s'il nourrit bien, il échauffe fortement. Ce qu'il importe surtout d'éviter, ce sont les indigestions, plus funestes en hiver qu'en aucune autre époque de l'année et plus fréquentes, par cette bonne raison, que le froid aiguise les appétits et soumet l'estomac à de plus impérieuses exigences. Pour lutter contre les fantaisies désordonnées du sieur *Gaster*, on invoquera les hautes et salutaires prescriptions d'une hygiène dont la seule raison pourra donner le secret, si l'on peut toutefois ou si l'on veut bien l'écouter.

La question des chaussures n'est pas non plus indifférente, mais elle peut se formuler en un axiome aussi roide et aussi sérieux que les axiomes de géométrie : « Avoir toujours les pieds secs ». Il serait puéril d'insister.

Les considérations générales que nous venons d'exposer visent aussi bien le sexe masculin que le sexe féminin. Nous ne saurions trop prémunir les dames qui veulent bien nous lire, et peut être suivre nos conseils, contre les dangers qu'elles courent et dont elles sont toutes plus ou moins tributaires, en fréquentant les soirées et bals où généreusement elles offrent à nos regards leurs blanches épaules. Ah! par combien de rhumes, par combien d'angines, par combien de fluxions de poitrine sont payés, aux heures de sortie, ces éphémères triomphes dont toute la poésie et tout l'éclat, si souvent, s'éteignent dans ces mouchoirs de batiste que le sang vient tout à coup rougir et qui, sous une pression convulsive de la main, tente en vain d'étouffer la première toux qui déchire les poumons !...

Et voilà pourquoi, à la fin de cet article un peu sombre, nous graverons, en style lapidaire, cet apophthegme d'un médecin illustre mort au siècle dernier.

« Le froid, disait il, a plus fait pour la destruction du genre humain que les guerres les plus exterminatrices. »

XIII. — LES VÊTEMENTS D'ÉTÉ.

Lorsque, pointant pour une bonne fois à l'horizon désembrumé, le soleil vient nous annoncer la fin des frimas et des neiges, la pousse des feuilles et la floraison si impatiemment attendue des jacinthes et des lilas (les tulipes ne viendront que plus tard), il se fait dans tout notre être, comme une évolution rapide, presque instantanée et très curieuse à constater.

C'est le renouveau pour la terre qui tressaille de toutes les semences enfoncées dans son sein, de tout ce qui germe et s'en va tout à l'heure s'épanouir au grand soleil, de tout ce qui va devenir les verdoyantes prairies, les vastes champs hérissés de *blés d'or*, les bois et leurs fraîches frondaisons, les jardins et leurs innombrables variétés de fleurs... Parisiens, mes frères, voici que vous appellent Clamart et Suresnes, Verrières et Sannois, Argenteuil et... Charenton.

Avec quel mépris nous rejetons au fin fond de nos armoires et de nos coffres, ces lourds et disgrâcieux pardessus, ces paletots doublés de flanelle, ces pantalons de drap trop gros et trop épais, en leur disant pourtant : « à l'année prochaine. »

Car hélas ! les brises glacées reviendront, les heures brumeuses et pluvieuses, les interminables soirées d'hiver ; oui, les brises glacées reviendront, le jour où la dernière hirondelle quittera notre pauvre France, pour s'en aller vers le pays des palmiers et des rayons jamais éteints.

Ce ne sont pas seulement les plantes, ce n'est pas seulement notre bonne mère la terre qui participent à ce renouveau tant chanté par les poètes. Nous aussi, comme je viens de le constater, nous subissons une transformation complète.

Notre humeur longtemps renfrognée, s'éclaircit ; les rides de nos fronts s'évanouissent, et si, au fond de l'âme, nous nourrissons encore quelque plaie depuis longtemps saignante, notre douleur n'a plus la même amertume, et parfois un sourire, comme une manifestation de gaîté, à laquelle nous ne croyions plus, vient éclore sur nos lèvres et nous rappelle que la vie a peut-être pour nous, en réserve quelque part, des compensations inespérées jusqu'alors.

Il n'est pas jusqu'aux couleurs claires et joyeuses de nos nouveaux vêtements qui ne nous prédisposent à je ne sais quelles bonnes et saines impressions. Connaissez-vous un des spectacles les plus intéressants que puisse vous offrir ce Paris si fécond en spectacles de toute sorte ?

Je parle naturellement d'un spectacle qui est à la portée de toutes les bourses, sinon de tous les goûts.

Plus d'une fois, nous nous sommes familièrement étendu sur cette passion que les Parisiens (passion que nous sommes loin de blâmer d'ailleurs) professent pour les banlieues circonvoisines. Mais n'est-ce pas ici le cas de placer cette observation que mentalement nous avons faite si souvent : « Comment se fait-il que tout Paris soit aux champs et qu'on ait peine à se remuer sur les boulevards ?»

Ceci n'a pas, autant que l'on voudrait le croire, l'air d'une digression. L'observation notée plus haut et que, comme moi, bien d'autres ont dû se permettre presque inconsciemment, me ramène précisément à la distraction que je compte offrir à mes lecteurs.

Donc, par une belle après-midi d'été, au lieu de vous en aller, loin, bien loin, pour fuir la chaleur et la poussière, asseyez-vous à la terrasse d'un café quelconque. Pas sur les grands boulevards, la cohue y est abominable. On s'y étouffe à l'envie, on s'y congestionne horriblement et pour un peu, on s'axphyxierait.

Choisissez de préférence, un boulevard éloigné, et, si vous me donnez le choix, je m'acheminerai tout doucement vers le haut du boulevard St-Michel, là-bas, tout près du Luxembourg, ainsi que s'exprime la romance. Notez qu'une musique militaire ou autre va bientôt venir, sous les marronniers en fleurs, égrener pendant une bonne heure les airs les plus pimpants de son répertoire. Nous voici donc à point.

Assis sur une banquette (en passant je vous conseille le cannelage), après avoir commandé que l'on déposât devant vous, quelqu'un de ces bocks massifs dont la mousse égale en blancheur la plus blanche des neiges, vous n'avez plus qu'à laisser aller autour de vous, vos regards curieux et satisfaits.

Essayez donc de compter les couples jeunes, frais et joyeux qui passent, du bonheur plein les yeux, des fleurs plein les mains, et fleuries aussi toutes les boutonnières. Car de ces côtés, c'est le triomphe de la jeunesse. N'est-ce pas le chemin qui conduit directement à l'arbre de Robinson.

Et l'ombre des grands arbres du Luxembourg, qui s'en vient presque mourir à vos pieds ! Je vous le dis en vérité, tout est bénéfice, tout est organisé pour la plus parfaite allégresse de nos âmes. De toute cette foule joyeuse et bourdonnante, s'élève comme un chant confus qui serait le poëme de l'été triomphal.

C'est bien la sensation intime et pénétrante qui se dégage de cette manifestation dominicale.

Que si vous voulez vous attacher aux toilettes, puisqu'enfin c'est là où nous voulons en venir, oh ! alors, ne faudrait-il pas avoir la plume d'un rédacteur en jupons de la « *Vie Parisienne* » ou de quelque « *Étincelle* » du *Figaro* ?

Ici, c'est une jeune fille, avec grand chapeau de paille, sur lequel tremblotte une frêle poignée de bleuets. C'est exquis; les épaules sont seulement garanties par une dentelle transparente, tandis qu'un long gant à jour semble vouloir tout à la fois protéger ses mains et ses bras contre les ardeurs du soleil et respecter une mode, si peu faite pour s'accorder avec l'hygiène.

Ici, c'est une autre jeune femme, dont le riant costume de légère flanelle blanche, peut braver la critique des hygiénistes les plus sévères.

Quant aux messieurs qui les accompagnent, ils ont su, en ce jour de liberté, abandonner la redingotte noire, ce ridicule uniforme des gens sérieux, pour vêtir des habits conformes à la saison. Celui-ci surtout, sous son veston de nuance claire et avec son gilet blanc piqué de fleurettes, vous a un air de jeunesse qui dispose en sa faveur. Ainsi parlait feu Paul de Kock.

Puis encore des robes vertes, puis des robes bleues, et des barèges, et des jaconas, et des flanelles légères, et des tulles, et des dentelles et d'immenses chapeaux de paille avec d'autres bouquets de fleurs. Essayez-donc de décrire froidement ce kaléidoscope où votre regard se perd.

Ce que vous constatez par exemple, c'est que tous les yeux brillent et que sous les peaux affinées, le sang circule vermeil, rose, et vous donne la sensation d'une santé reconquise, d'une belle humeur retrouvée, d'une vie ressaisie.

Vive l'été !

Habillez-vous donc comme vous voudrez, jeunes gens, (les vieillards n'ont pas besoin de nos prescriptions) ; mais souvenez-vous que les soirées peuvent être fraiches, et que vous n'êtes pas indestructibles. Ne serait-ce pas du pédantisme que de vous conseiller autant que possible les vêtements de flanelle, de quelque couleur qu'elle soit ? Car on ne saurait trop vous crier : « Gare au serein ! Gare aux refroidissements ! On transpire avec tant de facilité, et l'ombre a de pernicieux frissons! » Mais pourquoi viendrais-je attrister vos joies de mes sinistres admonestations.

Devant l'été, le médecin se sent impuissant; il déroute tous les calculs des fils d'Esculape. C'est affaire de sang et de tempérament. Habillez-vous, encore une fois, comme bon vous semblera.

Nous savons de source certaine que lorsqu'il fera bien chaud, vous vous garderez bien des fourrures C'est tout ce que nous tenons à constater.

XIV. — LA TOILETTE DU MÉDECIN.

Après avoir donné aux autres tant de conseils aussi amicaux que désintéressés, le médecin a quelque droit de se demander s'il en a gardé quelques-uns pour lui-même.

Aujourd'hui, nous tenons que le costume ne fait rien à la chose et nous nous laissons parfois aller à une négligence, que l'on me permettra de trouver très-condamnable. Certains même mettent, dans cet ordre d'idées, une sorte d'affectation qui ressemble beaucoup à la coquetterie des rares jeunes filles qui se veulent vieillir.

Le temps n'est plus pour les médecins des costumes typiques, qui leur donnaient l'aspect de tireurs d'horoscope.

Il n'est pas davantage de l'éternel bonnet de savantasse, des souliers à boucles, des bas mal tirés et de cet horrible *petun*, qui, sur des redingotes que l'on aurait volontiers pris pour des soutanes, dessinait de jaunâtres sillons aussi désagréables au nez qu'à l'œil.

Les anciens tabellions eux-mêmes ont fait peau neuve, et les notaires actuels vont aux premières, au Bois, et stationnent souvent jusqu'à des heures indélicates dans les boudoirs des mondaines qui ne le sont qu'à moitié. C'est bien à eux d'avoir rajeuni la procédure antédiluvienne et d'avoir un peu *shamposingné* la rébarbative chicane.

Ce phénomène de transformation a été aussi observé chez les médecins, et nous ne sommes pas pour nous en indigner. Il faut savoir se mettre à la place des malades, bien que cette place soit peu enviable.

Il faut bien avouer que les praticiens d'antan avec leur accoutrement bizarre et leur jargon diabolique, produisaient au chevet des patients le plus déplorable effet. On ne pouvait pas plus se les imaginer sans la lancette ou sans la scie, que l'on ne pouvait se figurer un apothicaire sans sa grosse et symbolique seringue. Diafoirus a vécu.

Se mettant au niveau d'un siècle où la science, pour s'y faire mieux accepter, et pénétrer plus avant dans les masses plus éclairées, s'est dépouillée résolument de ses oripeaux hiéroglyphiques pour endosser la redingote moderne, le gant gris perle, l'habit à la française et le chapeau de forme que signa jadis l'immortel Gibus, le médecin moderne est devenu tout à fait *fin de siècle*.

De çà et de là on aperçoit bien encore dans la foule un chapeau en tromblon, très-évasé, très-large de bords et qui ne peut manquer d'appartenir à quelque docteur de la Faculté, mais un chapelier de talent nous apprend que d'ici l'an prochain, cette coiffure préhistorique aura rejoint dans la nuit où s'entassent les vieilles choses, les chapeaux dits *bolivars* et les pantalons à la cosaque.

Rien ne distingue plus le médecin du commun

des mortels. Il a sur ses confrères que nous nous plaisons à exhumer, mais sans y mettre autrement d'acrimonie, cette immense supériorité du savoir et du savoir-vivre.

Quelque rebutante que soit sa profession, il est toujours à la hauteur de sa tâche et vous coupe une jambe avec la même désinvolture que s'il esquissait un pas de valse dans le grand salon de l'Hôtel de Ville ou l'Élysée.

Il ne se retranche plus dans un camp fermé ; il se voue tout entier à la société qui le recherche, le choie et lui donne sa fille tout comme à un lieutenant de hussards ou à un secrétaire d'ambassade. Qui mieux est, nos docteurs se sont depuis quelque temps activement mêlés à la vie politique et ils forment à la Chambre un noyau compact.

Peut-être pourrait-on m'objecter que leur place est ailleurs. Je ne dis pas, mais les confrères sont si nombreux que l'on pourrait ici sans hésitation leur appliquer le dicton latin : « *Uno avulso non deficit alter* ».

D'études complètes et d'esprit raffiné, ils savent se mettre à la portée de tous leurs malades, à quelque monde qu'ils appartiennent.

Anatomistes du physique comme du moral, ils connaissent le siècle où ils vivent et ont ingénieusement adopté la thérapeutique qui lui convient.

Nous n'osons continuer ce panégyrique par trop audacieux. Nous nous étions promis une poignée de conseils et voici que nous nous balançons devant nous-mêmes des encensoirs chargés d'adulations. C'est trop.

III

PARURES ET PARFUMS

I. — LE TATOUAGE.

On peut écrire et dire vraisemblablement que l'origine du tatouage se perd dans la nuit des temps.

Bien lontemps avant que la *Belle jardinière* et la fantastique *maison du Pont-Neuf* ne se fussent vertueusement liguées contre la manie que nous avions jadis de marcher tous nus, nous employions déjà nos talents naissants à l'ornementation plus ou moins savante des différentes parties de nos individus.

Cet usage qui, on le sait, existe encore chez les peuplades les plus reculées du monde connu et inconnu, s'est imperturbablement transmis jusqu'à nous, mais avec les modifications naturelles que comporte un état de société soit disant plus avancée de mœurs, plus délicate de goûts et d'esthétique picturale plus perfectionnée.

Ajoutons que dans l'aristocratie on a décidément abandonné le tatouage, mais chez nos marins et dans différentes corporations, celles des forgerons, des charpentiers, etc., le dessin sur peau fleurit dans tout le symbolisme échevelé et naïf (1).

(1) Voyez Berchon, *Histoire médicale du tatouage*. Paris 1869 — Lacassagne, *les tatouages*, *Etude anthropologique de médico-légale*. Paris 1881.

Les procédés employés pour arriver à se graver sur le cuir une devise quelconque d'amour ou de guerre (ce qui est, après tout, bien synonyme) sont trop connus pour que nous ayons à les décrire.

Ce qu'il fallait trouver, c'était le moyen d'abolir ces pratiques à une époque où, par suite de circonstances particulières, elles pouvaient devenir gênantes ou même fâcheuses.

On connaît l'histoire du tatouage de Bernadotte. Il ne voulait pas se déshabiller devant son médecin, pour ne pas lui montrer une petite guillotine que ses camarades de régiment lui avaient dessinée sur le biceps droit, avec cette légende un peu brutale : « Mort aux rois et aux tyrans ! » N'oublions pas que Bernadotte était roi de Suède.

Si M. Variot eût vécu à la cour de ce monarque si cruellement éprouvé par quelques coups d'aiguille rétrospectifs, nul doute qu'il y avait là forte somme à gagner.

M. Variot a cherché, en détruisant les traces du tatouage, à rendre des services d'une nature toute particulière à ces personnes dont nous nous entretenions tout à l'heure.

Après de laborieuses recherches, il s'est arrêté au procédé que nous décrirons avec le plus de simplicité possible, bien que nous ne nous soyons pas bien sûr d'éviter une certaine aridité.

Son arme, contre cet ennemi intime, n'est pas autre chose que de la poudre de tannin. Après avoir badigeonné la partie tatouée dans toute son étendue avec une solution concentrée de tannin, il fait fonctionner, sur cette surface, un jeu d'aiguilles qui produisent des piqûres d'une certaine profondeur, mais très serrées les unes contre les autres.

Voilà pour la première partie de l'opération.

On procède ensuite à l'application de nitrate d'argent par un frottement fort et soutenu que l'on n'abandonnera qu'alors que les piqûres au tannin apparaîtront en noir sur la partie traitée. La douleur, à part un picotement qui peut agacer quelques personnes, est presque nulle.

Pendant deux jours, la cautérisation est naturellement suivie d'une inflammation spéciale, mais supportable : puis voici que la croûte prend forme, se sèche et peut être détachée eschare par eschare, mais avec beaucoup de précautions.

Au bout de quinze jours tout est tombé et il ne reste plus qu'une peau d'un rouge vif qui bientôt s'harmonisera avec les parties ambiantes. Il est évident qu'on ne peut éviter quelques cicatrices, mais elles sont insignifiantes.

Ainsi donc voilà le traitement si longtemps cherché. — Ce n'est que cela? — Mon Dieu, oui, c'est extrêmement simple, mais il fallait trouver.

II. — LES BAGUES ET LES BOUCLES D'OREILLES.

Où la coquetterie féminine ne va-t-elle pas se nicher ? Toutes les occasions de se manifester lui sont bonnes, et elle les saisit avec un furieux empressement.

Les *anneaux des pieds* des belles Directoriennes sont restés fameux.

Jusqu'à quand les nez resteront-ils vierges ?

Les poignets fléchissent sous le poids des *bracelets* ; les doigts se ratatinent sous l'accumulation des *bagues*, c'est on ne peut plus sauvage, moins les plumes dans le nez. Mais ne désespérons pas ?

La bague a, dans la vie essentiellement symbolique que nous menons, une signification auguste autant que redoutable.

Chez les peuples anciens, les Gaulois particulièrement, deux frères d'armes pour combattre ensemble ou, s'il le fallait, pour mourir, se reliaient ensemble par une chaînette de fer.

La bague est cette chaînette qui retient l'homme à la femme et réciproquement.

Il y a bien d'autres liens dont nous ne parlons pas, trop prudent pour poser les pieds sur un terrain qui nous les brûlerait.

Quelques conseils aux porteurs de bagues, alliances, souvenirs d'amour ou tout simplement coquetterie, affectation de luxe, étalage d'opulence. Il est vrai qu'il y a des bagues de tous les prix.

La bague doit facilement glisser autour du doigt dont les dimensions sont variables suivant les températures, au point que le doigt peut se trouver horriblement serré dans cet anneau. Ce cas arrive précisément plus souvent qu'il ne serait à désirer. Alors le remède est bien simple : trempez la main dans une eau très-froide que vous renouvellerez au fur et à mesure qu'elle s'échauffera. Et c'est tout. C'est ainsi que vous esquiverez une consultation du bijoutier qui est plus couteuse hélas ! que celle du médecin.

Axiome : Jamais de bagues au lit.

Et les oreilles... se déchirent sous l'effort de leurs boucles jumelles. Le mal est fait, reste à en prévenir les conséquences :

Eviter de porter des boucles trop lourdes ; que ces boucles soient toujours d'or ou d'argent.

Les nettoyer souvent.

Apporter la plus grande attention dans le percement des lobes.

III. — LE SAVON.

La peau a elle aussi sa coquetterie. L'abus des lavages la rend très-rugueuse, très-rouge, très-accessible aux éruptions diverses et à des gerçures parfois douloureuses.

Il a donc fallu recourir à des procédés particuliers qui pussent donner à cet épiderme si méticuleux le brillant et la santé, que l'arsenic ne refuse pas aux poils des chevaux.

De là, les savons de toute espèce qui inondent nos tables de toilette.

A ne consulter que les réclames dont s'emplissent journellement les feuilles publiques (on a même, ces temps derniers, inventé une poésie spéciale pour célébrer les produits de telle ou telle maison) on peut se rendre compte du rôle prépondérant que le savon joue dans les préoccupations de la propreté moderne. Quelle reconnaissance ne lui doivent pas les infortunés qu'une régulière expression du système pileux conduit deux ou trois fois par semaine chez le coiffeur. Heureux encore s'ils peuvent être rasés en silence ! Quoiqu'il en soit, l'application d'une couche savonneuse que délicatement le rasoir a fait disparaître, roulant dans son écume les poils rudes et disgracieux qui dénaturent si étrangement les visages rebelles aux barbes vierges, n'a pas été sans influence sur la fraîcheur du teint et la vitalité du derme rajeuni.

Nous conseillerons cependant à nos lecteurs de ne se servir que de savons dûment contrôlés et reconnus incapables de nuire par les matières que l'on mêle commercialement à leur fabrication. Ici comme partout, la fraude s'est introduite avec son habituelle effronterie. Certains de ces *pains* qui, perfidement, tirent l'œil par une coloration engageante et délicate, sont d'un emploi très-dangereux. Les parfumeurs, appelant à leur aide une science qui, hélas! ne se prête que trop facilement aux combinaisons les plus scabreuses, mêlent à leurs graisses ou à leurs huiles des substances toxiques dont l'effet est non seulement funeste pour la peau, mais, par leur puissance de pénétration ou d'infiltration, peuvent amener dans l'économie générale les plus sérieux désordres. L'analyse la plus rudimentaire nous ferait découvrir dans la plupart des savons de la litharge en quantité considérable, du minium, de l'arsenic, tous principes dont le nom suffit pour exciter une défiance très-justifiée.

L'Allemagne, qui n'est jamais la dernière quand il s'agit d'écouler des produits suspects, et, à l'aide de manœuvres frauduleuses, de déconsidérer nos marchés, nous expédie d'énormes caisses de savons qu'elle fabrique sans relâche. Le bon public se laisse prendre au prix relativement peu élevé de ces marchandises, mais on ne tarde pas à en reconnaître l'extrême infériorité. Les savons allemands rendent beaucoup de mousse, mais outre qu'ils ne nettoient la peau que très-imparfaitement, ils lui imprègnent une odeur répugnante que l'on ne peut chasser qu'avec beaucoup de peine.

Nos parfumeurs heureusement, tant pour la qualité que pour le prix, ne reculent pas devant la concurrence. Avec le bon goût et le tact qui seront toujours les privilèges exclusifs et l'apanage naturel des commerçants et fabricants de notre pays, ils ont saturé leurs produits des essences les plus fines, les plus embaumées et les plus actives. Elles ont ce double avantage de flatter l'odorat et d'adoucir, comme par enchantement, les plus récalcitrantes rugosités de la peau.

On ne saurait donc trop en user, et nous plaignons sincèrement ceux qui prétendent pouvoir... s'en passer.

IV. — LES PARFUMS.

Un de nos amis, que le hasard d'une vie très tourmentée avait conduit à Tiflis, en Géorgie, aperçut un jour, en se promenant aux environs de la ville, un paysan qui, assis sur le revers d'un fossé, se livrait à un de ces *farniente* comme on en a et comme on en détient le secret dans ces pays aimés du soleil. Ce n'est pas à dire qu'il se reposât. Non, il avait trouvé mieux. Pendant que d'une main il portait nonchalamment sous ses dents aiguës et blanches un grossier morceau de pain noir, il levait par intervalles l'autre jusqu'à son nez et longuement respirait le parfum de la rose qu'il venait de cueillir.

Car les roses, en Géorgie, ne sont pas avaricieusement parquées dans les jardins ; elles s'épanouissent en pleine campagne, embaumant l'air pur qui les caresse et tendant au voyageur, sans préférence marquée, leurs belles gerbes épanouies.

Ceci est le parfum naturel, celui que versent sous les cieux bleus d'où leur vient la couleur et la vie les roses blanches ou pourprées, les lilas orgueilleux, les héliotropes et les humbles violettes, les résédas et le muguet.

Il en est d'autres que nous respirons aussi, mais qui ne nous viennent ni des jardins ni des champs. Ils sortent, ô profanation, d'immenses et noires fabriques où, par diverses préparations, triturations ou macérations, la science imite la nature à la désespérer (1).

Bien qu'un poète latin se soit élevé contre cet irrésistible attrait qui nous entraîne vers les parfums... mais pourquoi ne pas citer l'aphorisme assez original du poète ou *maximiste* en question ?

Male olet, qui bene olet ;
Bene olet qui nihil olet.

(1) Voyez Presse, *Histoire* des *Parfums et Hygiène de la toilette*, Paris 1889, et *Chimie des Parfums*, Paris, 1890.

Pour cet ennemi des parfums, celui ou celle qui sent bon, sent mauvais, et il donne la palme à celui ou à celle qui ne sent rien du tout. Nous traduisons littéralement.

Et nous en comptons de ces odeurs, à ce point que nous reculons devant la tâche de les énumérer, sans parler de celles que l'industrie invente tous les jours, affublées des noms les plus invraisemblables, *opoponax*, *ilang-ilang*, trop heureuses encore quand tout naturellement elles ne s'appellent pas *foin coupé*.

Cette recherche des parfums peut d'ailleurs être constatée comme très vivace à travers les âges.

Les prêtres de l'antiquité savaient à merveille les exploiter pour griser leurs pythonisses.

A côté de ces parfums, il en est d'autres qui rendent en médecine de réels et nombreux services.

L'acide benzoïque, extrait du benjoin, n'est pas un désinfectant qu'il faille mépriser.

Qui ne connaît le camphre et ses diverses applications ?

Depuis que le célèbre Raspail a découvert du camphre jusque dans le bras du fauteuil où siégeait le président de la cour d'assises, on en a mis partout. Ce fut un véritable débordement. Aujourd'hui on le prise (non pas au figuré) comme un vulgaire macouba, et quelques personnes s'en servent pour préserver des mites les vêtements qu'elles tiennent à conserver. Des parfumomanes enragés s'en servent encore... pourquoi pas du musc ?

Pour peu que vous soyez sujet aux syncopes, aux évanouissements, ne vous servez-vous pas de ce que vous appelez des *sels anglais*, parfum tout particulier ou plutot composé de parfums chimiques dont l'intervention n'est presque jamais stérile pour les cas que nous avons cités plus haut.

Parlerons-nous encore du baume de tolu, du benjoin, déjà cité, du musc, de la cannelle, et de cette affreuse cascarille qui met en déroute les odorats les plus récalcitrants ?

Parlerons-nous de cette suave vanille qui n'a que le défaut de coûter trop cher dans son état vierge, mais que le commerce a si ingénieusement imitée?

Dans quelques cas de défaillances toutes particulières sur lesquelles nous n'avons pas à insister, quelques personnes demandent à la menthe et à la lavande un supplément de forces, une augmentation d'activité que leur donnent parfois ces excitantes essences.

M. Brown-Sequard a depuis, fait mieux ou pis, selon que l'on veut bien prendre les choses.

Passerons-nous sous silence la myrrhe antique qui joue dans tous les livres saints un rôle si apprécié ?

Ne nous en voudrait-on pas d'oublier la cinnamome, aujourd'hui si délaissée, mais dont les Egyptiens faisaient un habituel usage pour l'embaumement de leurs momies (1) ?

Nous nous garderons cependant bien de préconisée outre mesure l'intervention des parfums dans les actes les plus ordinaires de la vie. On peut être plus ou moins sensible aux bonnes odeurs, et nous

(1) Voyez Loret, *l'Egypte au temps des Pharaons*, Paris, 1889.

n'y voyons certes aucun mal, mais pour la tranquillité de nos nerfs, il est préférable de ne pas s'y adonner avec une passion exclusive.

Ce n'est pas à dire que l'odeur des roses nous répugne ; nous avons même quelque faible pour le muguet, le jasmin et le lilas.

Mais les parfums complexes, nous les fuyons comme toutes les pommades.

O pâles et timides violettes! Pour nos deux sous, que vous nous épargnez de flacons charlatanesques!

V. — LA POUDRE DE RIZ.

La poudre de riz ne sert pas seulement à la toilette, elle est aussi un spécifique sérieux pour toutes les brûlures et intervient très heureusement dans l'érysipèle.

Que si nous pénétrons dans le boudoir de ces dames, nous trouverons sur leurs toilettes, parmi d'innommables flacons et des pomamdes de tout acabit, la boite à poudre, à poudre de riz, bien entendu. Fouillez-les, si toutefois elles consentent à ces cavalières façons, vous découvrez dans le coin d'une poche un minuscule réceptable d'écaille ou d'ivoire orné d'une glace et armé d'une houpette qui travaille beaucoup pendant la journée. C'est tout, ou du moins en partie, l'arsenal de la coquetterie féminine.

Si nous avions affaire à de la véritable poudre de véritable riz, elle pourrait avoir ce double avantage de servir à ceux qui ont le teint défraichi et l'estomac relâché, mais de même que l'on fait du café avec des glands et des marrons d'Inde et du lait avec de la cervelle de cheval, de même on imite la poudre de riz par un amalgame infernal. Voulez-vous savoir comment se fait cette poudre si usitée (et dont vous abusez certainement, madame et chère lectrice)? Prenez du talc, du plâtre, de la chaux, de la céruse, de la craie, du bismuth, de l'amidon et autres ingrédients et vous aurez par le mélange et la porphyrisation de ces matières, de la poudre de riz dont le riz sera complètement absent et innocent. Passe pour l'amidon, mais le reste. En revanche, si cette couche de plâtre a un moment préservé votre teint des vivacités de l'air et de la lumière, vous ne tarderez pas à en éprouver les effets corrosifs. La peau se ride plus facilement et se couperose infailliblement pour peu que l'on abuse du procédé.

C'est là une cause fréquente d'irritation de la peau et d'éruptions cutanées qui, si elles ne sont pas précisément des maladies, n'en exigent pas moins des soins et un traitement spéciaux.

De là à prétendre qu'il n'y a pas de vraie et authentique poudre de riz, il y a un abîme que nous nous sentons peu disposé à franchir, mais nous oserons déclarer que notre confiance est très-limitée.

VI. — LE FARD.

Burrhus, le vieux Burrhus, dont la farouche vertu importunait tant Néron et sa digne mère Agrippine, ne savait pas, disait-il, farder la vérité. Il avait d'excellentes raisons pour cela. En pudique personne qu'elle est, bien que sa déplorable habitude soit de se promener toute nue, la Vérité eût certainement refusé le fard que lui eût offert ledit Burrhus. Et nous ne lui en ferons pas personnellement un reproche. De la part de la Vérité, c'était d'ailleurs pure coquetterie. La redoutable clairvoyante savait déjà (car la Vérité est tellement vieille qu'elle a absolument cessé de plaire), que tous les fards possibles, imaginables et inimaginables ne feraient qu'altérer ce teint de lis et de roses que lui a donné l'humidité bienfaisante du puits où elle habite.

L'usage du fard, en effet, s'il est indispensable dans certaines professions, n'est pas sans danger.

Si toutes les substances qui sont employées dans leur confection répondaient sincèrement aux noms inoffensifs qui leur sont si libéralement distribués, nous ne nous donnerions certes pas la peine d'écrire cet article.

Malheureusement il n'en va pas de même.

Il en est du fard comme de tout.

Il en faut un peu, pas trop n'en faut.

Plus pénétrante, et, selon quelques-uns, plus agréable à l'odorat, la poudre d'iris compte une nombreuse clientèle. Son usage présente des inconvénients aussi graves.

Il faut cependant bien, dans la vie de théâtre, pour les besoins de la scène, que l'on ait recours à de pareils subterfuges. Certains de nos artistes, hommes et femmes, ne pourraient plus guère monter sur les planches s'ils n'appelaient à l'aide de leurs charmes défaillants et déjà lointains le précieux adjuvant des pommades spéciales que l'on a englobées sous le nom générique de *fards*.

Et l'abus est arrivé à un point que nos plus jeunes artistes sont obligés eux-mêmes de se *grimer* avant de s'exhiber au public. Qu'on ne prenne pas au moins cette remarque pour un reproche. Nous savons que c'est une nécessité de situation, mais qu'on nous permette au moins de la déplorer.

De ce qui précède, nous devons nécessairement conclure que dans le choix des fards infligés aux artistes la plus grande réserve doit être apportée.

Jusqu'à maintenant la céruse y jouait un rôle déplorable et à tous les points réprouvable. Grâce à des mesures rigoureuses prises par les conseils d'hygiène et le laboratoire municipal, cette odieuse supercherie des commerçants modernes tend à disparaître.

Nous n'avons évidemment pas à indiquer ici quels sont les fards que l'on doit acheter de préférence, ennemi que nous sommes d'une réclame que l'on pourrait nous accuser de chercher, mais nous terminerons en invitant tous les gens de théâtre, quand ils sont rentrés dans leurs loges, à se livrer à un lavage ou plutôt à un nettoyage minutieux...

Jusqu'ici on n'a pas trouvé mieux.

VII. — LA FLEUR D'ORANGER.

Fleur d'oranger, odorante parure de la vertu inviolée, toi qui, sous les globes matrimoniaux et sur les cheminées bourgeoises, en attendant les rares cinquantenaires, répands tes parfums rancis, c'est toi que nous allons aujourd'hui chanter. Chanter! Hélas! non, ce serait là faire œuvre de poète, et nous ne pouvons oublier que nous ne sommes que médecin.

Fleur d'oranger, toi qui si souvent paras le corsage et les cheveux blonds ou bruns des vierges, toi qui ne trompas *presque jamais* ceux qui crurent en toi, c'est comme fleur médicinale que nous pourrions parler de toi. Ce n'est pas sous le ciel bleu, sous les rayons dorés du soleil de l'Italie que nous t'irions cueillir, mais bien dans l'officine des pharmacies parisiennes où ton rôle devient si utile après avoir été si joyeux au *Salon des familles*, au *Rocher de Cancale* ou, tout simplement, chez *Lemardelay*.

La rose est certes aussi parfumée que toi, mais la fleur est éphémère et le parfum ne dure qu'un jour. Ta fleur, ô oranger, garde deux mois, sans perdre un seul instant de ses blanches couleurs. son puissant arôme, sa capiteuse senteur.

Quoi d'étonnant que tu aies fixé l'attention des chimistes qui, en te macérant sans pitié, ont fait de toi un exquis *néroli* que les rois eux-mêmes, de temps immémorial, ont adopté pour la plus grande joie de leurs respectables narines, pour la plus grande tranquillité de leurs augustes estomacs.

Si l'on en croit une étymologie qui nous semble au moins douteuse, mais qui, au point de vue de la légende ne nous déplairait pas, ce serait cet affreux Néron qui aurait donné son nom au *néroli*. Il l'idolâtrait.

On sait, de reste, que les anciens furent nos maîtres en essences et en cosmétiques. Ici, comme partout ailleurs nous n'avons encore pu leur dérober qu'une partie de leurs secrets.

Quoiqu'il en soit, la fleur d'oranger est d'un usage universel, qu'elle nous donne le parfum si connu ou que, prise à petite dose, en liqueur, elle vienne au secours dn nos nerfs en défaillance ou trop vivement surexcités.

L'orange elle-même, la fameuse pomme d'or du Jardin des Hespérides, est, comme on le sait, un fruit rond un peu déprimé à sa base et à son sommet et divisé intérieurement en tranches qui, sans déchirures, peuvent se séparer les unes des autres. Ces tranches renferment un suc légèrement acide, selon la nature et le degré de maturité du fruit, mais très sain, très rafraîchissant, très apéritif. C'est précisément cet apéritif que nous voudrions plus spécialement recommander aux fanatiques d'absinthe, de vermouth, voire d'amer Picon. Mais ce serait faire un trop beau rêve que de rêver la résurrection des estomacs modernes. Nous sommes décidés au suicide, et rien ne nous fera revenir de notre résolution.

Ce n'est pas qu'à Paris la consommation des oranges ne soit considérable. Elle va approximativement jusqu'à *cent millions* par an et c'est un chiffre respectable. On en fait des compotes, des salades, des boissons, des gelées, etc.

Non seulement les tranches dont nous venons de parler sont exquises, mais l'écorce elle-même a une très grande utilité commerciale. Les Hollandais le savent bien, eux qui en font un admirable curaçao.

Au point de vue médical, l'écorce d'orange mélangée avec divers toniques joue un grand rôle dans les maladies qui ont pour origine une faiblesse constitutive. Facilement acceptée par l'estomac, elle accélère les digestions difficiles grâce à sa parfaite assimilation. On a vu guérir par la succion, et même par l'ingestion complète *d'oranges mûres* les fièvres les plus ardentes. Nous recommanderons pourtant plus spécialement son usage à *jeun* tout en ne méconnaissant pas, comme nous venons de le dire, son influence digestive.

Dans cet arbre précieux qui nous fournit ses fleurs, délices de notre odorat, et ces fruits, exquise fraîcheur de nos palais desséchés, tout jusqu'aux feuilles est exploité par l'avide commerçant.

L'arbre lui-même est l'ornement de nos jardins. Captif dans nos caisses, nous goûtons peu les formes géométriques que lui donne l'impitoyable sécateur des jardiniers, mais en pleine terre, en pleine liberté, il prend une éclatante revanche, et, sous les cieux qui lui plaisent, il offre à la fois aux regards émerveillés la verdure de ses feuilles, l'or de ses fruits et la neige de ses fleurs, le tout en même temps. Quel est l'arbre qui peut se vanter d'une si luxueuse prodigalité ?

Il est donc difficile de parler en médecin austère de cet arbre prestigieux. Il semble même que dans le cabinet du chroniqueur improvisé des parfums affluent qui le grisent et mettent au bout de sa plume (horreur !) des rimes en guise de formules.

VIII. — L'EAU DE COLOGNE ET L'EAU DE LAVANDE.

L'eau de Cologne, c'est de l'alcool et des fleurs d'orangers mêlés.

L'application de l'eau de Cologne quand elle n'est pas *travaillée*, est très favorable à l'épiderme qu'elle débarrasse de toutes les impuretés qu'y amène la transpiration.

Presque toutes les femmes s'en servent et souvent mal à propos, pour leur toilette intime. Nous proscrivons absolument l'eau de Cologne employée dans ces conditions.

Nous avons aussi des détraquées qui boivent avec délices ce produit de Jean-Marie Farina. Inutile de dire quelle est à cet égard notre opinion. L'eau de Cologne est une eau de toilette absolument *externe* et non une boisson courante.

En pulvérisation discrète, elle est fort bien reçue par la barbe.

La lavande n'est pas rare en France et elle est très recherchée pour les préparations spéciales.

Elle entre en proportion notable dans la fabrication de l'eau de Cologne et d'autres liquides qui contribuent à notre toilette.

Malheureusement, et nous le répétons à satiété, l'alcool qui est la base de tous ces amalgames chimiques en compromet singulièrement les propriétés topiques en les irritant et en rendant leur usage plus nuisible qu'avantageux.

IX. — LES VINAIGRES DE TOILETTE ET L'ESSENCE DE TÉRÉBENTHINE.

Les vinaigres dits de toilette ne sont que trop fréquemment et trop impudemment falsifiés par des négociants peu scrupuleux.

L'acétate de plomb, dans ces éternelles duperies sur la marchandise, joue un rôle qui n'est pas sans importance.

Mais on a trouvé le moyen de le reconnaître dans toutes les compositions où il est entré furtivement comme un sel honteux qu'il a bien raison d'être. Sitôt que l'on a soupçonné sa présence d'après le degré de moralité commerciale de celui qui a livré le vinaigre en question, (ce sera de l'eau de Cologne, si vous voulez), armez-vous d'une bouteille d'eau de Barèges dont vous versez quelques gouttes dans le liquide accusé d'imposture. Si le liquide noircit, c'est que... vous êtes volé.

Pour peu que vous ayez voyagé dans les Landes, où sont si nombreux les sapins et les mélèzes, vous n'avez pas été peu surpris de rencontrer au pied de ces conifères des récipients de bois où la sève de l'arbre, à certaines époques, coule avec abondance et continuité.

Cette sève, qui porte le nom commun de *résine*, une fois soumise à certaines préparations, fournit l'essence de térébenthine, dont l'usage aujourd'hui, pour le traitement de plusieurs maladies, a pris d'étonnantes proportions.

L'essence de térébenthine justifie-t-elle bien la popularité qui lui a été faite? C'est ce que nous pourrions, au point de vue pharmaceutique, facilement contester.

Toujours est-il que sa vertu est indéniable si on l'emploie extérieurement en cas de rhumastismes ou simplement de névralgies. Frictionner plusieurs fois par jour.

X. — LES AMANDES AMÈRES.

Il ne s'agit pas ici des amandes fraîches dont les Parisiens, à la saison, se régalent comme ils le feraient de vulgaires cernaux, mais bien de celles qui renferment dans leur sein le redoutable *acide prussique* et *l'essence d'amandes amères*.

Nous n'avons pas à nous occuper de *l'acide prussique* trop connu, et, disons-le, trop désavantageusement connu.

Quant aux amandes amères, on en extrait par la presse une huile très onctueuse qui intervient fructueusement pour assouplir la peau et les cheveux. Nous ne l'avons jamais prescrite pour les éphélides ou taches de rousseur (1).

(1) Voyez p. 69

XI. — LA POMMADE DE CONCOMBRE, LA GLYCÉRINE, LE COLD-CREAM ET LA VASELINE.

Pommade de concombre, cold-cream et *glycérine*, on pourrait dire que c'est tout un.

La glycérine a pourtant sur ses similaires cet avantage qu'elle ne rancit pas, inconvénient que nous avons constaté chez le cold-cream et la pommade de concombres.

Il serait trop long d'énumérer les compositions dans lesquelles la glycérine entre pour une bonne part. Outre ses applications internes dont nous n'avons pas à nous occuper ici, elle est souveraine pour les écorchures de l'épiderme, les engelures, la coupure, bref, pour toutes les affections auxquelles la peau est si sujette.

Le cold-cream, encore un mot anglais ! Il paraît que le *turf* n'en a pas l'entière spécialité.

Son usage est assez répandu. Il adoucit les irritations de la peau, mais il ne faut pas le laisser tourner au rance, sans quoi il deviendrait nuisible.

Le cold-cream que ces dames connaissent bien et qui est dans tous les boudoirs, exhale une odeur presque agréable, ce qui est rare pour les pommades.

Cette odeur provient d'un mélange de cire blanche, de bleu de baleine, de benjoin, d'huiles d'amandes douces, d'eau et d'essences de roses qui entrent dans la composition de cette pommade, non encore détrônée.

On peut cependant la remplacer par la *pommade de concombre*.

On pourrait dire du concombre que c'est un fruit à tout faire.

En temps que comestible, nous aurons ailleurs (1) l'occasion d'en parler.

La médecine s'est emparée de ce précieux cucurbitacé et en a composé une pommade qui est très précieuse pour les irritations et démangeaisons de la peau. Les gerçures des lèvres n'y résistent pas.

Toute personne qui se respecte doit avoir un pot de pommade de concombre sur sa cheminée ou sa table de nuit.

Avis à nos lectrices plus sujettes que nous autres hommes à ces petits *bobos*.

On a fait, ces temps derniers, beaucoup de bruit autour de la *vaseline* qui n'est, en somme, qu'un dérivé du pétrole.

Le commerce a lancé ce produit, d'accord avec certains praticiens qui ne craignent rien, quand il s'agit de se faire des rentes avec la crédulité publique.

Nous ne sommes pas sans savoir qu'elle joue un certain rôle dans certains prospectus qui s'adressent tout particulièrement au sexe dont nous ne sommes pas.

Quoiqu'il en soit, la réclame n'a pas fait fausse route, et nous sommes obligé de convenir que pour

(1) Voy. Degoix, *Hygiène de la table*, Paris, 1892.

toutes les maladies de la peau sans distinction, la vaseline peut et doit être indiquée. Ses qualités sont indiscutables, et nous aurions mauvaise grâce, pour une fois, à ne pas faire d'elle un panégyrique absolument désintéressé.

IV

LA MAISON

I. — NOS MAISONS.

L'hygiène et la toilette peuvent marcher de pair, la main dans la main, comme on dit, et l'une et l'autre ont leurs exigences quelquefois séparées, mais très souvent communes.

Pour ce qui est de la construction de nos maisons, outre que l'hygiène y est sous toutes ses formes et rigoureusement appliquée, on voudra bien admettre que nous réclamions une certaine élégance, une toilette particulière qui n'aura rien d'incompatible avec les règles les plus strictes de l'hygiène.

On ne peut pas dire qu'à Paris les maisons sont jolies. Elles sont belles, si toutefois c'est être beau qu'être massif, et on peut compter celles (nous parlons des immeubles dits de location) qui réunissent les deux conditions dont nous venons de parler.

Les escaliers, la plupart du temps, sont obscurs et d'une ascension pénible. Trop cirés, ils vous menacent de chutes dangereuses; malpropres, ils offensent le regard et l'odorat.

Les concierges logent littéralement dans des

trous qui seraient comme des *in pace* pratiqués dans l'épaisseur des murailles. Un grand nombre d'entre eux sont obligés d'avoir de la lumière toute la journée... et le soir. Ce n'est plus de la vie ; c'est de la végétation.

Et bien d'autres détails sur lesquels nous passons. Si l'on ne peut toujours être élégant, que diable, on peut toujours être propre.

La disposition physique des lieux que nous habitons influe énormément sur notre caractère. On ne sera pas surpris de voir sortir d'une maison propre, coquette, bien aérée, commodément disposée, un homme bien mis, élégant, pimpant, dont la présence contrasterait singulièrement avec les masures lépreuses comme nous n'en connaissons que trop à Paris.

Consultez plutôt le parisien. Ses habitudes du dimanche sont la preuve la plus éclatante que son logement ne lui donne pas le bien-être auquel aspire tout individu qui a des notions bien arrêtées d'ordre et de vie intérieure. Ainsi que des abeilles d'une ruche, on les voit sortir, ces bons parisiens, avec leurs familles, et les voilà s'ébattant une heure après dans les jardins publics, sur le gazon pelé des fortifications, trop heureux quand leur situation financière leur permet le canard aux petits pois de Clamart, le vin de Suresnes et les asperges d'Argenteuil. Alors la fête est complète ; on a pour un jour oublié la chambre exigue où l'on étouffe sous les toits, le réchaud sur lequel mijote le ragoût journalier et les misères d'un encombrement qui cherche son remède.

Hélas! Dans quel désert d'hommes prêchons-nous! Nous avions rêvé des maisons comme ils en ont en Angleterre, de vraies maisons familiales et on nous donne des casernes! Quelle navrante promiscuité! Nos poumons sont pourtant faits pour l'air pur; nos yeux pour le soleil et nos pieds pour des promenades fréquentes à travers les libres campagnes. Mais voici que toutes nos aspirations à cette large vie, incessamment trempée dans les courants régénérateurs de la mère nature, sont à chaque instant comprimées, entravées, tuées dans l'œuf.

Heureux donc, comme dirait Virgile, ceux qui peuvent se faire construire sur un coteau (comme il y en a aux alentours de Paris) une svelte et légère villa, baignée de lumière et de verdure, et où aussi, dès le premier soleil, les lilas rentreront d'eux-mêmes dans la maison avec les joies saines d'une perpétuelle villégiature. N'oublions pas, chers lecteurs et chères lectrices, que Virgile n'était qu'un poëte.

II. — LA CHAMBRE A COUCHER.

Le lit est le meuble sacré, où généralement nous naissons, où généralement nous mourons.

Dans les nouveaux ménages, ou, si l'on aime mieux, dans les associations conventionnelles sanctionnées par l'église et par la loi, la chambre à coucher, le lit surtout est la principale préoccupation des jeunes époux et de leurs parents.

En Italie, dans le peuple, chez les pauvres, un jeune homme, quelque énamouré qu'il soit, ne peut mener à l'autel sa fiancée qu'autant qu'il a réuni assez d'argent pour s'acheter un lit.

En revanche, les Orientaux ne savent ce que c'est, et se contentent de coussins.

Puisque il y a des lits, il existe nécessairement une hygiène du lit.

Par exemple nous ne recommanderons pas le lit breton. Savez-vous ce que c'est qu'un lit breton ? Une armoire avec ses tablettes, tout simplement, et les indigènes de l'Armorique ornent ce singulier bahut dans lequel couche toute une famille, de sculptures sur bois qui parfois ne sont pas dénuées d'agrément. Dire qu'on y est étouffé, ce n'est pas trop dire. Celui ou ceux à qui cette malechance est échue d'occuper le premier compartiment (le premier en descendant du ciel, selon le dicton vulgaire) sont en communication directe avec le plafond, et, pour peu qu'ils fassent un mouvement, ils risquent fort de se meurtrir quelques membres. Il est vrai que les bretons passent pour avoir la tête très dure.

Le lit que nous adopterons, en tant que meuble, sera des plus simples et des plus ajourés.

Nous sommes accoutumés, je le sais, au bois plein et lourd, et nous continuerons, je n'en doute pas, à le préférer au fer, mais cela ne nous empêche nullement de le condamner, ne fût-ce que pour le principe. Et, pour appuyer notre choix nous invoquerons l'hygiène, la propreté, l'aération nécessaires des différentes pièces qui composent l'intérieur du lit. Ces pièces elles-mêmes seront simplifiées autant que possible.

Une des premières conditions de la propreté dans les habitations, c'est de les rendre absolument inaccessibles aux punaises. Il est peu d'insectes plus incommodes et plus répugnants.

Le bois des lits sera donc soigneusement examiné dans toutes ses parties, et badigeonné avec de l'essence et saupoudré de pyrètre.

Les rideaux d'étoffes épaisses sont les cachettes aimées de ces parasites.

Le mieux, quand les punaises ont adopté une chambre quelconque, c'est de les enfermer hermétiquement et de brûler du soufre en telle quantité que l'asphyxie soit rapide. Le soufre est désagréable, mais les punaises le sont cent mille fois plus.

La question des rideaux est très controversée et ne nous semble pas présenter l'intérêt que l'on veut bien lui donner.

L'aspect d'un lit tout nu dans une chambre à coucher n'a rien qui nous plaise précisément.

Le rideau sera donc un ornement ou plutôt un complément de l'ameublement général. Il a de plus cet avantage d'intercepter plus ou moins le jour qui peut nous blesser les yeux quand il est trop vif. Nous ne sommes pourtant pas partisans des rideaux, trop lourds, trop pompeux, trop solennels qui donnent, prétend-on, une certaine solennité aux appartements. Ils étouffent. Les étoffes légères qui laissent filtrer la lumière tout en empêchant le brutal envahissement, devront être adoptés de préférence. C'est peut-être moins imposant, mais à coup sûr, l'élégance y gagne, et c'est déjà quelque chose.

Parce que l'on est riche et qu'on veut faire étalage de luxe, c'est absolument déraisonner que d'entasser matelas sur matelas, couvertures sur couvertures, édredons sur édredons. Trop de plumes, pour varier le mot de Calchas, trop de plumes !

Il faut bien se mettre en tête que le lit est fait pour dormir. Il est évident que nous ne proscrirons pas un certain confortable. On a vu des couples qui mettaient leur orgueil à ne jamais se séparer la nuit. Rien qu'à leur parler d'une possibilité de coucher seul, pour dire le mot, ils poussent de lamentables hurlements et crieraient pour un peu au sacrilège. Nous avons l'habitude de respecter toutes les coutumes, même les plus absurdes, alors qu'elles sont basées sur la tradition, mais nous nous prononçons nettement pour la chambre à deux lits, pour les lits séparés. On comprendra fort bien que nous n'entrions pas trop avant dans le sujet (1) pour ne pas être forcé de piquer au courant de la plume des détails pas toujours réjouissants ; mais les règles de la plus élémentaire hygiène s'élèvent contre des unions nocturnes persistantes où les sueurs et les haleines confondues (qu'on nous pardonne ce naturalisme que nous ne pouvions éviter) ne manquent jamais d'engendrer des incommodités de tout genre. Et s'il était quelques esprits obstinés, têtus, que nous n'ayons encore pu convaincre, nous conjurons alors ces acharnés conjoints de se choisir des cham-

(1) Voyez David Richard, *Histoire de la génération chez l'homme et chez la femme*, 2e édition, Paris, 1889.

bres très spacieuses, hautes de plafond, dans lesquelles ils puissent installer un lit assez bas, mais ample, large, et ce lit ne sera jamais trop bas.

Les matelas seront, si l'on veut, en laine que l'on aura soin de faire fréquemment carder. Nous ne sommes pas loin de préconiser l'usage du varech. Changer souvent le contenu du matelas. Le varech ne coûte pas cher et il jouit de propriétés hygiéniques très actives. Riche en iode, il peut exercer *sur tout le corps* une bienfaisante influence.

Autant que possible, il faudrait s'habituer à se peu couvrir au lit. Les couvertures qu'on aura soin de prendre très légères seront remontées jusqu'au cou, mais ceux qui voudront bien suivre nos préceptes tiendront les bras à découvert.

Se bien allonger sous les draps. Il en est qui se *recroquevillent*, se mettent en *chien de fusil*, affectent en un mot les positions les plus absurdes. La plus simple est la meilleure pour le repos.

Dormir sur le dos n'est pas naturel, que dis-je, c'est absolument anormal. On s'accoutumera à se placer sur le côté droit. Si on se couche sur le côté gauche, on s'expose la nuit à de pénibles oppressions, voire à de véritables suffocations, le cœur demandant le libre exercice de ses mouvements.

Une règle générale, ne pas abuser du lit. Le prendre de bonne heure le soir et le quitter de bonne heure le matin. Les gens qui se portent bien le font naturellement ; ceux qui jouissent d'une santé douteuse feront bien, quoiqu'il puisse leur en coûter, de suivre notre conseil. Nous le leur recommandons instamment.

La descente de lit est toute indiquée, mais elle doit être tenue dans une extrême propreté et nettoyée tous les matins.

Nous ne croyons pas devoir passer sous silence un meuble d'une utilité toute particulière. La table de nuit renferme un ustensile appelé à nous rendre d'intimes services. Le réceptacle dont il s'agit doit être l'objet de soins assidus. Lavé à grande eau tous les jours, il présentera, à tous les points de vue, les conditions de cette hygiène dont nous nous sommes fait le plus inébranlable et le plus convaincu des réclamistes.

Le complément d'une hygiène de la toilette bien entendu, c'est le *clysopompe* que nous avons transformé en *irrigateur*.

On a toujours éprouvé nous ne savons quelle répugnance à se servir de cet instrument sur lequel le ridicule a été déversé avec tant d'acharnement.

Laissant de côté ce que dans la forme de l'irrigateur et dans son mode d'emploi il peut y avoir de plaisantes allusions, nous l'aurons suffisamment vengé, en recommandant très sérieusement son usage.

Les ventres libres font les cerveaux libres : souvenez-vous en.

Quant aux dames qui nous lisent, elles n'ont nullement besoin de nos conseils et savent quels immenses et fréquents services leur rendent dans l'intimité ces clysopompes si décriés.

On ne saurait trop insister sur le lit, étant donné son importance capitale dans tous les actes de notre existence.

Quelques-uns lui ont pourtant attribué une destination qui n'est pas la sienne. Ils y mangent, ils y boivent. Bon pour les malades, mais les gens bien portants devraient rougir de se livrer à un pareil sybaritisme. Tout n'est pas bon à prendre chez les anciens. D'autres ne sauraient s'endormir sans fumer leur pipe ou leur cigarette, pas plus qu'ils ne se réveilleraient sans sacrifier à leur détestable fantaisie. Et cela durera jusqu'au jour où, surpris par leurs rideaux en feu, ils déploreront amèrement leur mortelle imprudence.

Il sera toujours bon de garder sur sa table de nuit une veilleuse à lumière très faible et quelque boisson rafraîchissante que l'on puisse atteindre, en cas de soif, sans se déranger. Que de maladies, par suite de refroidissements, sont dues à la négligence extrême que l'on apporte dans l'exécution de ces vulgaires détails !

Nous ne pousserons pas non plus la férocité jusqu'à interdire les bassinoires. En hiver, les gens frileux redoutent la fraîcheur des draps. Songez donc que ce n'est qu'une mauvaise minute à franchir et combien est plus doux et vous semble plus voluptueuse la chaleur qui vous vient de votre propre corps !

Un spectacle qui nous a souvent frappé alors que nous étions appelé le matin dans les environs de Paris. Suivant parfois des routes bordées de charmantes villas, nous n'étions pas peu surpris de voir à toutes les fenêtres, au lieu de pots de fleurs ou de cages à serins, de rouges édredons, des couvertures multicolores, et des draps.... on eût dit que toute la literie de la maison était en train de déménager par la fenêtre.

Le coup d'œil, certes, n'était ni poétique, ni agréable et nous nous attardions plus volontiers aux lilas et aux roses qui fleurissaient les parterres, compléments obligés de ces habitations suburbaines, mais le juste tribut de nos hommages n'en allait pas moins à ces passionnés amants de la nature qui avaient emporté avec eux, dans leur maison des champs, des principes d'hygiène que l'on n'a pas toujours à la ville. Oui, ils ont raison d'épurer avec la plus grande sollicitude tous les objets de literie. Eux, ils ont là-bas, par delà des fortifications, le grand air et les brises salubres.

A Paris où les logements (nous parlons pour le plus grand nombre) sont trop étroits, ces précautions sont difficiles pour ne pas dire impossibles.

Toujours est-il qu'il n'est défendu à personne de mettre le lit complètement à découvert et tenir ouvertes toutes les fenêtres de la chambre à coucher. En cas d'humidité extérieure, un bon feu de bois rendra de grands services.

Et c'est ainsi qu'en passant d'excellentes nuits, selon les prescriptions normales de l'hygiène, nous nous préparons des jours où notre esprit libre et notre corps dispos nous permettront le travail sans dégoût et le plaisir sans lassitude.

III. — LES WATER-CLOSETS.

Nous ne parlerons que pour mémoire de ces endroits affectés aux besognes les plus affligeantes de notre individu.

C'est à peine si sur cent de ces *buen retiro* on peut en rencontrer cinq ou six de convenables. Et encore nous ne parlons que des maisons qui se piquent de confortable. Question banale, commune, triviale, si l'on veut, mais qui a bien son importance et qui, à Paris, nous semble avoir été bien légèrement traitée.

La plupart du temps, ces endroits spéciaux sont d'immondes cloaques ouverts dans l'épaisseur d'un mur, où le patient respire une atmosphère asphyxiante.

Rares sont les maisons où les règles de l'hygiène la plus indiquée est strictement observée.

C'est pénible à dire, mais celle de nos fonctions qui importe le plus à notre bien-être, à notre santé, est singulièrement enrayée par la négligence et la condamnable incurie de nos architectes et de notre propriétaire.

Nous ne cesserons de réclamer pour nos lieux d'aisances de l'air, de la lumière, de l'eau, beaucoup d'eau, trop d'eau, et le *papyrus* très souple, autant que possible non imprimé.

Le courage nous manque à faire allusion à certaines cités, à certaines masses de moëllons où grouille tout un peuple voué à l'éternelle infection et qui s'en accommode comme il peut (1).

Sous ce rapport nous aurions plus d'un reproche à adresser à la commission des logements insalubres.

IV. — LE CABINET DE TRAVAIL.

Le gens de cabinet, c'est-à-dire ceux qui s'occupent de travaux intellectuels ne sauraient trop veiller à ce que le corps soit à son aise comme aussi doit être l'esprit.

Il est donc indispensable, puisque le séjour qu'on y fait généralement est assez long, que l'ameublement se plie sans peine à toute les habitudes et les inflexions physiques du travailleur.

La lumière y sera ménagée de telle façon qu'elle ne puisse blesser les yeux ; le plafond aussi haut que possible, et l'air souvent renouvelé.

Quant au chauffage, on le dirigera selon les règles d'une hygiène bien entendue.

Nous demanderons aussi que les vêtements de l'homme de cabinet soient aussi simples et aussi lâches que possible. Rien ne doit troubler ni gêner l'esprit qui..... enfante.

Certaines personnes aiment à travailler debout. nous préférerions un moyen terme, moitié table et moitié pupitre. Le fauteuil dont on se servira sera recouvert de cuir préférablement.

1 Voyez Dumesnil, *l'Hygiène à Paris, l'habitation du Pauvre*, Paris, 1890.

On a l'habitude en France de se moquer de toutes les personnes qui font partie d'une administration quelconque, surtout de ceux qui stationnent dans les bureaux. *Ronds de cuir*, tel est le sobriquet dont ils sont invariablement affublés.

Hé! mon Dieu, les *ronds de cuir* sont beaucoup plus malins qu'on ne le pense généralement. Ce fameux rond, tant décrié, prévient des infirmités extrêmement gênantes ou du moins les pallie chez ceux qui sont forcés de rester longtemps assis.

Il est pourtant regrettable que ce *rond de cuir* ne soit pas remplacé par un *rond de caoutchouc*. Ceux que le commerce nous livre aujourd'hui sont très élastiques, et, grâce à un ingénieux système de ventilation, offrent divers niveaux, selon que l'employé ou le malade en éprouve le besoin. Nous en conseillons fortement l'usage.

Pour peu que l'on tienne à la propreté la plus élémentaire il est bien difficile que l'on puisse chez soi se passer de *crachoir*.

Or, quand on s'est décidé à se servir de ce meuble très peu encombrant et très indispensable, il faut s'en occuper avec beaucoup plus de soins qu'on ne le fait généralement. Le son devra être très fréquemment renouvelé. Les crachats ne doivent pas séjourner. Les bactériologues (1) vous diront que de terribles fléaux sont parfois sortis de ces crachats desséchés, fertiles en germes de contagion. Ne négligez donc pas la toilette de vos crachoirs.

(1) Voyez Macé, *Traité élémentaire de Bactériologie*, 2e Edition Paris, 1892.

V. — HYGIÈNE DES VACANCES.

Et comme il est de mode qu'après un long travail on se donne un peu de vacances, l'envie nous est venue d'en prendre. Nous avons, sur ce point de vue des idées toutes spéciales qui pourront peut-être plaire à ceux qui feront comme nous. Puissent-ils être nombreux !

Un profond humoriste (j'ai peut-être nommé Joseph Prudhomme) a dit que, pour déguster savamment et convenablement ses vacances, il fallait d'abord les avoir bien gagnées. Le fait est que ceux qui apportent au fond des campagnes jaunes ou vertes ou sur le sable de nos grèves la satisfaction du devoir accompli, doivent se sentir plus légers, plus allègres et, pour peu qu'ils aient besoin d'une cure, la tranquillité de leur conscience est pour la médecine ou l'hygiène des vacances un puissant sinon un indispensable auxiliaire.

Nous autres médecins qui ne connaissons guère dans la vie que les souffrances des autres, sans parler de celles qui nous sont personnelles, nous sommes les parias de ces joies annuelles que l'on nomme *les vacances*. Et à cette époque où tout Parisien qui se respecte déserte la capitale pour se retremper dans le sein de la mère nature en tirant quelque brassées dans l'Océan, nous sommes garrottés à notre devoir, avec, aux mains, les menottes incassables d'une profession, la pire de toutes, et qu'on ne se consolerait jamais d'avoir adoptée si elle n'emportait avec elle le sentiment des plus hautes responsabilités et de l'abnégation la plus absolue. Que de fois, alors que nous avons prescrit à nos malades la plage normande ou le ciel du Midi, ne les avons-nous pas suivis d'un long coup-d'œil, et le bruit de la porte de notre cabinet qui se refermait étouffait à peine le soupir envieux et profond dont nous escortions notre trop heureux patient.

Le besoin des vacances se fait sentir aujourd'hui plus impérieusement que jamais. La vie ardente de Paris a desséché les poumons et les cerveaux, brisé ou corrodé les fibres, et abîmé profondément notre machine. Le plaisir et le travail, fiévreux tous deux et sans pondération, n'ont pas cessé, pendant dix mois, d'user notre organisme. Tous les fers et toutes les capsules, toutes les pâtes et toutes les poudres seraient impuissantes à galvaniser ce quasi-cadavre que nous sommes lorsque, pendant de longs mois, Paris nous a tenus haletants sous ses griffes et ses dents. Esculape lui-même en perd son grec et son latin.

Voici, d'ailleurs (et nous espérons qu'on ne nous accusera pas de trahir le secret professionnel), un spécimen de l'entretien que nous avons quotidiennement avec les personnes qui nous font l'honneur de nous consulter :

— Cher docteur, bonjour.

— Monsieur...

— Ah ! je suis fatigué !

— Vous avez pourtant bonne mine.

— Je ne dis pas, mais c'est l'estomac.

— Vous digérez mal ?

— Comment avez vous deviné cela tout de suite ?

— Nous vivons dans un siècle où tout le monde digère mal.

— Merci, vous me rassurez. Voyons, soyez franc, que faut-il que je fasse ?

— Permettez que je vous ausculte. Bon, toussez plus fort. Respirez largement. Les poumons sont solides. Un peu d'emphysème, mais nous vivons dans un siècle...

— Je la connais. Et l'estomac ?

— Ah ! l'estomac, voilà ! Quel est votre régime ? Et d'abord vous couchez-vous de bonne heure ? Vous levez-vous avec l'aurore ? Consommez-vous beaucoup d'absinthe ?

— Oui et non. Je ne suis pas régulier du tout dans mes habitudes. A Paris on ne fait pas ce qu'on veut. On est victime de sa femme, de ses enfants, de ses amis... Oh ! les amis !

En somme, vous êtes tout simplement surmené.

— C'est justement cela. Et que me conseillez-vous ?

— Faites vos malles ou bouclez votre valise. Quittez ces vêtements que vous impose votre profession, que votre toilette se conforme enfin aux lois de l'hygiène et sans soucis des exigences de la mode, habillez-vous pour vous et non pour la galerie. Filez là-bas, tout là-bas, où s'allongent les plaines verdoyantes, les côteaux ombreux, les eaux salines, ouvrez grande la bouche, allongez-vous dans l'herbe. Que le crépuscule vous trouve au lit et que le soleil naissant vous rencontre sur les bruyères fleuries ou sur les grèves iodurées... Allez, allez, mon ami, et si la gravité de ma profession ne me condamnait pas à la vulgaire prose, je chanterais moi aussi :

Que ne puis-je te suivre !

C'est en contrebalançant ainsi chaque année l'influence néfaste du bitume parisien, des eaux parisiennes et d'un tas de choses très parisiennes que l'on finira par acquérir une normale de santé presque satisfaisante.

Les vacances, comme on le devine, remontent à la plus haute antiquité, mais on ne saurait avoir trop d'admiration pour celui qui les a inventées. J'opine que ce doit être un écolier de Béotie, à moins que ce ne soit un journaliste de Corinthe, ou encore, un professeur de l'Université de Syracuse. Celui-là n'a pas encore de statue. Moins riche que Zola qui collabora pour un billet de mille au monument de Balzac, je donnerais bien cinq francs de ma poche pour l'érection de ce pittoresque piédestal et de la non moins étrange figure qui le couronnera.

Quelques-uns de mes lecteurs m'ont demandé s'il y avait une hygiène des vacances. Ce mot, nous l'avons déjà écrit plus haut, mais il ne nous déplaît pas de le répéter. D'hygiène, il y en a et il n'y en a pas. Cela dépend de la personne et des pays. Le baigneur se baignera sans fatigue, fréquentera le moins possible les casinos et fera tous ses efforts pour passer auprès des petits chevaux sans y hasarder son louis. Celui qui s'est confiné dans quelque enclos normand et solitaire boira du lait matin et soir et vivra de longues siestes alternées de promenades moyennes et vivifiantes. Par exemple, il faut, coûte que coûte, se dégager des affaires de cœur, le cœur étant le plus grand ennemi des malades et des médecins. Remettre aussi soigneusement à demain toutes les occupations qui viendraient à l'encontre du traitement, siroter enfin une vie que je qualifierai de *végétative* : et que l'on n'aille pas au moins confondre avec végétarienne.

Telle est, en traits généraux largement esquissés, la conduite à tenir pour ceux qui prennent des vacances. Ainsi vous vous armerez pour les luttes futures. Comme Briarée qui reprenait des forces au fur et à mesure qu'il touchait du dos la terre, vous aurez, vous aussi, dans vos poumons un air pur qui leur rendra leur élasticité et dans les nerfs le souvenir efficace des natations journalières ou des champêtres excursions. Vous pouvez défier le monstre (lisez Paris) et lui jeter en pâture quelques-uns de vos jours, voire de vos nuits, avec cette pensée constante qu'il y a de grands espaces chauffés par le soleil ou fouettés par les vents qui vous attendent pour vous régénérer et des coins de falaise un peu partout où sournoisement vous vous referez de la chair, du sang et des muscles.

TABLE DES MATIÈRES

Pages.

IV. — La maison

ORLÉANS, IMP. G. MORAND, 47, RUE BANNIER.

www.ingramcontent.com/pod-product-compliance
Ingram Content Group UK Ltd.
Pitfield, Milton Keynes, MK11 3LW, UK
UKHW020604180726
13838UKWH00001B/423